LE PASSÉ, LE PRÉSENT & L'AVENIR

DE LA

PHARMACIE EN FRANCE

397 — PARIS, TYPOGRAPHIE H. CARION, RUE BONAPARTE 64.

LE PASSÉ, LE PRÉSENT

ET L'AVENIR

DE LA PHARMACIE

EN FRANCE

ou Considérations sur les Causes de la Décadence de la Pharmacie,

AINSI QUE DE LA DÉSUÉTUDE DU CODEX,

ET SUR LES MOYENS D'Y REMÉDIER,

Par **MIRAMONT GRAUX**,

d'Espirat-Reignat (Puy-de-Dôme),

PHARMACIEN A MÉRU (OISE).

PARIS

A LA PHARMACIE CENTRALE DE FRANCE

RUE DE JOUY, N° 7;

Chez MAILLET, Libraire, rue Tronchet, 15,

ET CHEZ L'AUTEUR, A MÉRU.

1863

A MONSIEUR DORVAULT,

DIRECTEUR DE LA PHARMACIE CENTRALE DE FRANCE,

CHEVALIER DE LA LÉGION-D'HONNEUR, ETC., ETC.

Cher Maitre,

Permettez-moi de vous dédier ce travail, consacré tout entier à la régénération de la pharmacie.

Sous quel autre patronage puis-je mieux le placer que sous celui de l'homme de cœur, du savant confrère, qui le premier a osé résolûment tenter de relever notre profession, qui a su marcher à son but malgré les difficultés, les attaques insidieuses, les oppositions de tout genre que suscite toujours la réalisation d'une grande idée, et qui enfin a créé cette Pharmacie Centrale de France, destinée, si nous le voulons bien, à être notre appui dans le présent, notre palladium et notre sauvegarde dans l'avenir.

J'ai voulu apporter mon grain de sable à l'œuvre de réparation à laquelle vous vous êtes si complètement dévoué. Que ma bonne volonté soit mon excuse pour la liberté que je prends de vous faire hommage de ce livre, où, à défaut de talent, vous trouverez au moins un reflet des sentiments qui vous animent, l'amour de la pharmacie et le désir ardent d'aider à sa prospérité et de lui faire accorder la considération générale à laquelle elle à tant de droits.

Bien que mes propositions ne répondent pas toujours à vos idées, mon travail, j'en suis certain, n'en aura pas moins votre assentiment dans son ensemble; et d'ailleurs, n'avez-vous pas constamment demandé à chacun d'exprimer librement son opinion en toute chose?

Veuillez agréer, cher maître, avec l'expression de mon respect, l'assurance de mes sentiments les plus affectueux et les plus dévoués.

MIRAMONT.

MÉMOIRE

SUR LES CAUSES

DE LA DÉSUÉTUDE DU CODEX

ET DE

LA DÉCADENCE DE LA PHARMACIE

DES MOYENS DE RÉGÉNÉRER CETTE PROFESSION

PAR LE CONCOURS DE PHARMACIES CENTRALES

Par MIRAMONT GRAUX

D'Espirat-Reignat (Puy-de-Dôme),

Pharmacien à Méru (Oise)

NOTES PRÉLIMINAIRES

Nous avons, depuis bien des années, fait des vœux pour la régénération de l'exercice de la pharmacie.

En 1857, nous avons écrit à Son Excellence M. Rouher, ministre du commerce, notre compatriote, que nous nous proposions de lui adresser un Mémoire sur les causes de la décadence de la pharmacie et sur les moyens de la régénérer.

M. Rouher, affectueux et obligeant pour tous, aime à donner des preuves de sa sympathie filiale pour l'Auvergne, en témoignant à ses compatriotes, connus et inconnus, une bienveillance exquise. Nos propositions furent favorablement accueillies, ainsi que le montre la réponse ci-jointe, qu'il nous fit l'honneur de nous adresser.

Paris, 5 février 1857.

Monsieur,

Le 17 janvier, vous m'avez fait connaître votre intention de m'adresser un travail sur les modifications qui vous paraîtraient pouvoir être utilement apportées à la législation sur l'exercice de la pharmacie. Si vous vous décidez à communiquer ce travail à mon ministère, il sera examiné avec soin, avec le concours des conseils compétents.

Recevez, monsieur, l'assurance de ma considération distinguée.

Le ministre de l'agriculture, du commerce et des travaux publics,

ROUHER.

A M. Miramont, à Méru (Oise).

Encouragé par la certitude que notre Mémoire serait soumis à l'examen des hommes les plus compétents, nous avons exposé dans tous ses détails l'état très-précaire de notre profession, et proposé les moyens de la régénérer par le concours d'un certain nombre de pharmacies centrales.

Notre travail fut remis à M. le ministre. Le Comité d'hygiène publique en approuva la plupart des dispositions, comme le constate la réponse officielle que nous livrons à la publicité.

Paris, 25 septembre 1857.

Monsieur,

Vous m'avez adressé, le 26 juin dernier, un Mémoire dans lequel sont exposées les modifications qui vous paraîtraient pouvoir être utilement apportées à la législation sur l'exercice de la pharmacie.

Ce Mémoire a été mis sous les yeux du comité consultatif d'hygiène publique et de salubrité établi près de mon ministère. Après examen, le comité a exprimé l'avis que votre Mémoire contient des renseignements intéressants, et qu'il convient de le joindre aux documents à consulter, lorsqu'il s'agira de rédiger la nouvelle loi sur l'exercice de la pharmacie.

J'ai adopté cet avis.

Recevez, monsieur, l'assurance de ma considération distinguée,

Le ministre de l'agriculture, du commerce et des travaux publics,

ROUHER.

Depuis que nous avons adressé nos renseignements à Son Excellence M. le ministre du commerce, nous avons vu que, en 1860, M. le ministre de l'instruction publique avait fait un appel à tous les instituteurs de l'Empire, à l'effet d'avoir leur avis sur tout ce qui concerne l'amélioration de l'enseignement primaire dans les villes et dans les campagnes.

En 1861, Leurs Excellences MM. les ministres du commerce et de l'instruction publique ont nommé une Commission pour la révision du Codex, nous pensons donc être utile à la profession en publiant le Mémoire que nous avons soumis à M. le ministre du commerce, duquel ressort l'exercice de la pharmacie.

Nous avons joint à notre Mémoire tout ce que notre expérience pratique nous a fourni pendant un exercice qui date de plus de trente ans; et, dans la mesure de nos connaissances professionnelles, nous venons exposer à la Commission de révision du Codex et à tous nos confrères les moyens qui nous paraissent les plus convenables pour régénérer la pharmacie.

Dans nos appréciations, nous avons à dessein choisi pour exemple de répartition des pharmacies le département du Puy-de-Dôme, par le motif que M. Rouher, étant né dans ce département, qu'il a toujours habité, et auquel il est attaché par ses intérêts et les souvenirs affectueux et reconnaissants de tous ses compatriotes, peut en connaissance de cause juger par lui-même du malaise extrême de la profession, et de la nécessité d'y apporter les plus urgentes réformes.

Étant nous-même enfant de l'Auvergne, où nous avons exercé pendant plusieurs années la pharmacie, et où nous rattachent nos intérêts de tous genres, nous avons parcouru et visité le département en nous assurant, *de visu*, que la pharmacie, sur ce point central de la France, comme dans tous les départements, pourrait offrir une position des plus honorables dans un grand nombre de localités qui sont dépourvues d'officines, et y rendre les plus grands services aux populations urbaines et rurales, ainsi que le démontrent nos observations et les tableaux très-exacts que nous publions dans le cours de cet ouvrage. Tel est le but constant de nos vœux; heureux si nos efforts et notre travail peuvent être utiles à la régénération de la pharmacie.

MIRAMONT GRAUX, pharmacien.

Méru (Oise), le 2 mai 1863.

SOMMAIRE HISTORIQUE

DE L'ÉTAT DE LA PHARMACIE

PENDANT LES TROIS PÉRIODES LÉGALES DES PUBLICATIONS ET RÉVISIONS DU CODEX, AYANT SERVI DE RÈGLE A LA PRÉPARATION OFFICIELLE DES MÉDICAMENTS.

Première période légale.

Ancien Codex, 1748, 1777. — *Éléments de pharmacie* de Baumé. — Création du Collége de Pharmacie.

1777, 1791, 1803, période de transition. — 1803 à 1816, période de régénération par la loi de germinal.

Deuxième publication du Codex.

1816, 1824, 1830, 1836, période de décadence du Codex et de la pharmacie.

Troisième révision du Codex.

1836, 1848, 1854, 1862, période de désuétude du Codex et de détresse de la pharmacie.

De la future publication du Codex, et de son influence sur l'exercice de la pharmacie.

Régénération du Codex et de la pharmacie par le concours des pharmacies centrales.

Moyens proposés. Uniformité dans la préparation des principaux médicaments. Uniformité dans les prix.

CHAPITRE PREMIER

Période ancienne. — 1748-1777.

Le Codex, prescrit par arrêt du Parlement de Paris, le 23 juillet 1748, ne changea rien aux formules des ouvrages qui traitaient de la composition et des vertus thérapeutiques des médicaments.

En 1754, Lemery, utilisant ses vastes connaissances, publia une *Pharmacopée universelle* qui eut plusieurs éditions et servit de règle à la préparation des médicaments jusqu'au moment où Baumé fit paraître, en 1777, ses *Eléments de pharmacie théorique et pratique.*

Ce livre eut un succès mérité. Les prescriptions de Baumé et de Lemery furent préférées à celles du Codex. Les ouvrages de ces maîtres en pharmacie ont eu plusieurs éditions qui ont survécu aux deux premières publications du Codex.

Baumé, en parlant du Codex, s'exprimait ainsi : « Cet ouvrage, fait pour la sûreté publique, demande la plus grande protection des magistrats pour tenir la main à ce que les compositions qu'il renferme soient faites avec la dernière exactitude. C'est souvent d'un médicament bien préparé, et fait suivant une méthode déterminée, que dépend la vie des citoyens ou la mort d'un malade. » Les appréciations de ce grand maître étaient fort judicieuses et faisaient présager pour l'avenir du Codex et de la pharmacie le respect et la considération. Malgré l'amende de 500 livres contre les contrevenants, les fraudes et les abus de tous genres sont allés *crescendo.*

1777-1791. — Période de transition.

La déclaration du roi, du 25 avril 1777, organisa le Collége de pharmacie et autorisa les maîtres en pharmacie à continuer dans leurs laboratoires des démonstrations pour l'instruction des élèves. La profession se régénéra par les ouvrages de LEMERY, de BAUMÉ, de ROUELLE ; les leçons pratiques des BOULDUC, CHARRAS, CADET-GASSICOURT, DEMACHY, CLÉRAMBOURG, GEOFFROY, BOURDELIN et autres, formèrent de bons élèves à Paris, et des pharmaciens instruits les imitèrent dans les provinces.

L'apprentissage était tout différent de celui de nos jours.

Chaque pharmacien, en instruisant ses élèves, préparait les médicaments de toute nature, simples et composés, pour le service de sa clientèle.

La thérapeutique consistait en grande partie dans l'emploi des produits de la matière médicale, indigène et exotique. Les plantes, fleurs et racines étaient récoltées et séchées avec soin.

Les pharmaciens, dans leurs laboratoires, préparaient fréquemment une grande variété d'eaux distillées, des baumes, des élixirs nombreux, des emplâtres, des onguents très-compliqués, des sirops composés, etc., etc. Les produits chimiques commençaient à prendre faveur ; ils n'étaient pas préparés chez les droguistes, qui ne vendaient point de médicaments composés.

Les pharmaciens se trouvaient placés en nombre déterminé relativement à la population. La partie commerciale leur procurait des bénéfices qui leur assuraient un rang fort honorable et dans la science et dans la société ; de là vient ce dicton : *Vieux médecin, jeune chirurgien, riche apothicaire.*

Pendant l'espace de quinze ans, jusqu'en 1793, les pharmaciens se trouvèrent dans d'excellentes conditions de science et d'exercice ; mais lorsque, par suite de l'application du décret du 2 mars 1791, le Collége de pharmacie fut aboli, notre profession eut à traverser une période de transition de quelques années.

Effets de la période de transition de 1791 à 1803.

Par les lois des 17 avril et 22 juillet 1791, il ne fut rien changé à l'enseignement de la pharmacie ; quoique l'exercice fût soumis à des conditions plus libérales, le nombre des pharmaciens n'augmenta pas.

En 1793, toutes les institutions furent bouleversées, le Collége de pharmacie seul ne subit pas de profondes modifications.

Il n'en fut pas de même pour la médecine; un décret du 18 août 1792 avait supprimé les universités, les facultés et les corporations savantes. Le Codex, les pharmacopées, les ouvrages de médecine furent interprétés par le premier venu; la patente seule fut suffisante pour exercer la médecine; elle fut délivrée sans discernement. L'empirisme le plus dangereux, le charlatanisme le plus éhonté abusèrent partout de la crédulité publique et de la bonne foi des citoyens. Les maréchaux-experts eux-mêmes traitaient bêtes et gens.

Les dangers que présentait un tel état de choses pour la vie des citoyens amenèrent les lois, préparées par Fourcroy, du 19 ventôse, pour la médecine, et du 21 germinal an XI, pour la pharmacie.

Ces lois sont encore aujourd'hui la base de la législation actuelle.

En 1792, à l'appel de la patrie en danger, les guerres de la République nécessitèrent une réquisition en masse. Tous les étudiants en médecine, les élèves en pharmacie furent incorporés dans les armées. De simples apprentis en pharmacie avancèrent rapidement. Parmi ceux que nous avons connus, nous citerons : M. Chambige, père, de Billom (Puy-de-Dôme), qui, comptant à peine trois ans d'études, fut dirigé sur l'armée d'occupation des Pyrénées, où, en moins d'un an, il parvint au grade de pharmacien-major de division;

Barny, de Limoges, qui, élève dans la pharmacie d'un couvent de moines, quitta la robe pour les ambulances, où il occupa de suite un poste fort élevé;

Notre ancien patron, Bosse, de Paris, qui, premier élève dans un pharmacie de la capitale, passa directement au grade de pharmacien en chef, attaché au corps d'armée du Nord; et tant d'autres, qui par la force des choses conquirent les honneurs et la gloire.

La division de la France en départements rehaussa l'exercice professionnel des pharmaciens civils, fort peu nombreux alors par rapport à la population.

Les pharmaciens n'eurent point à se plaindre des concurrences illégales. Les maisons religieuses, les médecins, les droguistes fournissaient, à défaut de pharmaciens, dans les petites villes et les bourgs, des médicaments simples et composés. L'autorité tolérait. Un pharmacien, en exercice légal et en prospérité d'affaires, aurait-il été bien fondé à se plaindre de concurrences illégales placées souvent à des distances de 30 à 40 kilomètres.

Il n'existait, en effet, des pharmaciens que dans les villes et en nombre fort restreint. Là, où de nos jours il se trouve cinq ou six pharmaciens, on en comptait alors un ou deux.

Nous pouvons, comme exemple, citer la ville de Thiers, sous-préfecture du Puy-de-Dôme, ville de 12 à 15,000 habitants, chef-lieu d'un arrondissement de près de 80,000 âmes, qui, pendant plus de dix ans, n'eut qu'un seul pharmacien en exercice légal.

C'était M. Lasteyras, père de notre regretté collègue et ami Lasteyras, représentant du peuple en 1848, qui nous a autrefois donné lui-même ce renseignement.

Sur tous les points de la France, un grand nombre de villes, qui aujourd'hui sont pourvues bien au-delà de leurs besoins, manquaient alors de pharmaciens légalement reçus.

La ville d'Ambert, chef-lieu d'arrondissement, ville de près de 8,000 habitants et dont tout l'arrondissement est de 86,000 habitants, ne fut desservie par un pharmacien en titre légal qu'en 1817, M. Crozet.

1803-1816. — Période de régénération par la loi de germinal.

La loi de germinal, les arrêtés de floréal et les ordonnances de thermidor an XI convenaient parfaitement aux besoins de l'époque. La pharmacie fut régénérée et par l'instruction et dans son exercice. L'article 38 de la loi de germinal prescrivit la rédaction d'un nouveau Codex, qui n'eut lieu qu'en 1816.

La limitation et la répartition des pharmacies et le tarif légal des médicaments furent discutés; ces *propositions* furent rejetées, par le motif que le nombre des pharmaciens se trouvait par trop inférieur pour les répartir convenablement sur tous les points de la France.

Pour assurer le service des malades dans les bourgs et les campagnes, les officiers de santé furent légalement autorisés, en l'absence de pharmaciens, à fournir des médicaments simples et composés.

La vente des médicaments par des maisons religieuses fut tolérée là où il n'existait pas de pharmacie légale. C'était une mesure toute philantropique dont le vrai motif a, depuis lors, souvent été méconnu.

La santé publique fut ainsi protégée par la loi de germinal, mais beaucoup moins que ne le furent, à la même époque, les intérêts pécuniaires des particuliers.

A quelques mois de distance de germinal, l'Assemblée nationale vota, le 25 ventôse an XI, la loi ayant pour objet la limitation et la répartition des offices de notaire. Dans les villes de 100,000 âmes et au-dessus, un notaire par 6,000 habitants. Dans tous les autres cantons, 2 à 5 par Justices de paix, selon les populations.

Cette loi fut des plus avantageuses à la corporation des notaires, et les charges de ces officiers ministériels ont depuis lors pris un accroissement qui les place dans des conditions sociales fort recherchées.

Les pharmaciens leur sont supérieurs de tous points et leur instruction offre au public des garanties plus sérieuses.

Ne devrions-nous pas, par une semblable organisation, avoir le pas sur les notaires, qui, pour être reçus, n'ont à justifier que d'un certificat de moralité et de capacité, présenté et inscrit à la chambre des notaires de leur arrondissement.

Quelle énorme différence dans les villes et dans les campagnes entre la valeur d'une étude de notaire et celle d'une pharmacie.

Le notaire, qui veut céder sa charge trouve dix acquéreurs pour un. Le pharmacien subit des déceptions, la concurrence, l'avilissement du prix, la déconsidération et souvent la misère.

N'est-ce pas là le cas de dire, au rebours du proverbe :
Tant vaut la chose, tant vaut l'homme.

Mais reprenons notre sujet.

Pendant la période de 1803 à 1816, la pharmacie se trouva de tous points en prospérité ; le nombre des pharmaciens fut loin de s'accroître ; la majeure partie des jeunes gens, en sortant des écoles, prit du service dans les armées du Consulat et de l'Empire, à titre d'élèves en médecine et en pharmacie.

Les pharmaciens civils continuèrent à composer leurs médicaments, non d'après les prescriptions de l'ancien Codex, mais en suivant les formules de Lemery, de Baumé, et de préference celles de la pharmacopée de Morellot et de son dictionnaire des drogues simples et composées, qui parut en 1804, et enfin du code pharmaceutique de Parmentier, à l'usage des hôpitaux et des secours à domicile, qui fut publié en 1807.

Ces ouvrages effacèrent complètement le vieux Codex, qui dès lors tomba dans l'oubli.

D'autre part, des médicaments nouveaux, des remèdes secrets et spéciaux avaient déjà paru à l'horizon de la réclame : le *Rob de Laffecteur*, les *sels de Guindre et de Seignette*, les *sirops* et *pilules de Clèrambourg* et *de Harambure*, les *dragées de Vaume*, les *vins de Seguin*, les *grains de santé*, les *poudres d'Irroé* et de *Sency*, et *d'autres panacées*, qui ne furent vendues que par les inventeurs, ou, à leur profit, par les pharmaciens de province.

Ces médicaments firent concurrence à ceux du Codex, leur furent préférés, et leur vente diminua les bénéfices ordinaires de la pharmacie. Telle fut cette courte période de rénovation professionnelle, qu'illustrèrent les travaux de pharmaciens distingués de Paris et de la province. En mentionnant les principaux, nous donnerons un souvenir d'éloges à leur mémoire. Nous citerons, à Paris :

MM. Bonastre, Boudet, Bouillon-Lagrange, Boulay, Cadet-Gassicourt, Derosne, Henry, Labarraque, Moutillard, Planche, Robiquet, Vauquelin, Virey, etc...

Dans la province :

MM. Aubergier et Mossier, à Clermont-Ferrand ; Braconot, à Nancy ; Cap et Deschamps, à Lyon ; Dubuc et Houton-Labillardière, à Rouen ; Courdemanche, à Caen ; Desfossés, à

Besançon; **Dublanc**, à Troyes; **Duportail**, à Montpellier; **Dulong**, à Astaffort; **Feneulle**, à Cambrai; **Lartigue**, à Bordeaux; **Magne-Lahens**, à Toulouse; **Poutet**, à Marseille; **Serullas**, à Metz; etc...

Deuxième publication du Codex. — 1816, 1824, 1830, 1836. — Période de décadence du Codex et de la Pharmacie.

Nous touchons à l'époque contemporaine, et pour développer notre sujet, nous le diviserons en trois parties; l'une ayant pour objet la révision du Codex; dans la deuxième, nous exposerons les causes de sa désuétude; et dans la troisième, comme conséquence de la décadence du Codex, celle de la pharmacie.

Première partie. — Deuxième révision du Codex.

Le Ministre de l'intérieur, M. Laîné, considérant que le Codex de 1748 n'était plus au niveau de la science, obtint, le 8 août 1816, du roi Louis XVIII, une ordonnance qui nommait une commission pour la révision du Codex.

La commission de révision était composée de MM. Leroux, Deyeux, de Jussieu, Vauquelin, Richard, Percy, Hallé, Henry, Vallée, Bouillon-Lagrange, Chéradame; MM. Boudet, Duchatelle, Guilbert, Barruel, adjoints.

Ces messieurs firent un recensement de toutes les formules et prescriptions publiées dans les ouvragas de Lemery, Baumé, Morellot, Parmentier, Carbonel, Virey, etc., qui avaient écrit sur la matière. L'on emprunta des recettes aux pharmacopées étrangères, et le tout fut traduit en langue latine. L'on donna à la collection de toutes ces formules la consécration légale pour qu'elles fussent suivies désormais dans la préparation des médicaments.

Pour éviter les contrefaçons, chaque exemplaire devait être estampillé du timbre de la Faculté, revêtu de la signature du doyen et du chiffre de l'éditeur.

Ces précautions n'étaient pas nécessaires : le Codex français ne pouvait être l'objet d'une contrefaçon.

MM. les membres de la commission connaissaient parfaitement ce qui convenait à la pharmacie de Paris. MM. les pharmaciens et médecins de la province, qui forment les neuf dixièmes de la famille médicale, ne furent pas consultés ; leurs lumières, leur expérience auraient pu fournir d'utiles renseignements.

Le nouveau Codex fut mis en vigueur en 1818.

Deuxième partie. — Des causes de la désuétude du Codex.

Avant même la publication légale, le nouveau Codex, qui ne donnait rien de nouveau, se trouva délaissé pour les ouvrages qui avaient servi à l'établir. L'on préféra les traités de pharmacie de Baumé, de Virey, de Cottereau, de Jourdan de Carbonnel, de Idt et Chevalier, de Soubeiran, de Henry et Guibourt, etc., etc.

En 1818, le formulaire publié par Cadet-Gassicourt eut un immense succès, puis vinrent ceux non moins estimés de Richard, de Foy et autres.

De leur côté, les journaux de pharmacie et de chimie donnèrent, dans chacun de leurs numéros, quelque nouvelle formule, et de toutes ces causes, il résulta une décadence progressive du Codex, qui, n'étant presque plus consulté, prit bientôt la place d'invalide sur les rayons de nos bibliothèques.

Enfin, pour discréditer de plus en plus les médicaments officiels, un nouveau système de thérapeutique vint à son tour, en 1818, supplanter l'ancienne médication.

Les médecins et les élèves s'engouèrent des idées d'un grand maître, on changea les modes de traitement, on abandonna, comme surannées, les préparations du Codex, et l'on ne traita les maladies que d'après la méthode de Broussais, par la gomme et les sangsues.

MM. Bussy, Dumas, Pelletier, Caventou, Chevalier, Robiquet, Orfila, et autres savants chimistes, rendirent de grands services à la science par la découverte des alcaloïdes. Ces nouveaux médicaments, dont plusieurs furent expérimentés par Magendie, prirent rang dans la thérapeutique. La vogue de ces nouvelles substances, qui n'étaient point inscrites au Codex, restreignit singulièrement l'emploi des médicaments officiels.

Les remèdes secrets, les médicaments spéciaux brevetés, ayant donné de bons résultats pécuniaires à leurs propagateurs, de nouvelles panacées pharmaceutiques, dont les recettes étaient, pour quelques-unes, des contrefaçons du Codex, s'adressèrent à la réclame des journaux, qui, sans pudeur, vantèrent les vertus supérieures de ces faciles découvertes, et persuadèrent au public que les nouveaux médicaments étaient plus efficaces que ceux du Codex.

Les sirops de *Gardet*, de *Chaumonot*, de *Lamouroux*, de *Briant*, etc., la pâte de *Regnauld*, des *pastilles*, des *élixirs*, des *pilules*, des *purgatifs*, des *cosmétiques*, etc., etc., furent successivement prônés dans les journaux politiques. La vente de ces médicaments enrichit la plupart des inventeurs, et leur grand débit fit une redoutable concurrence aux modestes médicaments officiels.

A cette époque (1826), une thérapeutique nouvelle, importée d'Allemagne, se propagea en France. La méthode d'Hahneman eut des disciples et de nombreux partisans qui, méprisant les prescriptions du Codex, contribuèrent un peu de leur côté à le faire tomber dans une complète désuétude.

Cet état de discrédit des formules légales alla *crescendo* jusqu'en 1835. Le gouvernement jugea alors utile de faire réviser le Codex.

Une nouvelle officine, un dispensaire magnétique, traitant toutes les maladies par les connaissances spirites, vient d'être ouvert par M. Canelle, rue Neuve-des-Martyrs, n° 11, à Paris. La recette d'un remède donné par les esprits a été exécutée par nous pour un adepte de la science d'Allar Kardec.

Troisième partie. — 1816, 1824, 1830, 1835. — Des causes de la décadence de la Pharmacie.

Pendant que la commission élaborait le nouveau Codex, en 1816, 1817 et 1818, la pharmacie entra dans une période de décadence qui, depuis lors, est devenue de plus en plus funeste à ses intérêts moraux et professionnels.

Aux désastres de l'Empire succéda la Restauration, qui ne fut point favorable à l'exercice de la pharmacie; par suite de la paix et du licenciement des armées, la médecine et la pharmacie militaire l'augmentèrent de nombreuses concurrences légales et illégales.

Les écoles, les jurys médicaux, celui de Versailles en particulier, délivrèrent des diplômes à un grand nombre de pharmaciens et d'officiers de santé, qui, en se fixant dans les départements, s'annonçaient comme étant reçus à Paris. Dans l'espace de quatre à cinq ans, toutes les petites villes furent pourvues de nouveaux médecins et pharmaciens sortis en majeure partie de l'armée.

D'autre part, le gouvernement ayant laissé sans emploi et sans moyens d'existence des légions d'infirmiers des hôpitaux, de vieux militaires sans ressources et sans état, ceux-ci, utilisant le peu de connaissances en médecine et en pharmacie qu'ils avaient appris dans les ambulances, se firent charlatans nomades et exploitèrent, pendant plusieurs années, la France jusque dans les plus petits villages, tant pour la médecine humaine que comme empiriques pour les animaux.

Nous avons vu en ce temps des charlatans de toutes les *religions* et de toutes les *nations*, des *Juifs*, des *Allemands*, *Belges*, *Polonais*, *Espagnols*, *Turcs*, etc., etc.; les officiers de santé, les maisons religieuses, les hospices, les épiciers, les herboristes et tous les autres parasites continuèrent à l'exemple des charlatans, comme par le passé, la vente des médicaments simples et composés.

Le nombre des pharmaciens en exercice vers 1820 eût été suffisant pour les limiter et les répartir comme il en avait été question lors de la discussion de la loi de germinal. C'eût été une des gloires de la Restauration d'opérer ces réformes. La pharmacie était en prospérité en 1815 et en décadence en 1820.

Le gouvernement, en décrétant en 1816 un nouveau Codex, ne fit rien pour l'exercice de la pharmacie; n'ayant reçu aucune plainte pour l'amélioration de cette profession, il n'avait point à la réglementer.

Les pharmaciens en exercice pouvaient *s'entendre*, *s'organiser* dans chaque département. Ils n'en firent rien, ils trouvèrent plus commode de se faire concurrence dans les prix des médicaments; en amoindrissant leurs minces bénéfices, ils diminuèrent leur considération.

Des herboristes nombreux s'emparèrent, dans les villes, de la vente des plantes, et, comme accessoires, de plusieurs articles de droguerie et de pharmacie; ils enlevèrent encore une partie des ressources de la pharmacie.

Cet état déplorable de concurrences de tous genres fut signalé aux Chambres de 1818, par des pétitions qui arrivèrent plus nombreuses les années suivantes; elles furent appuyées par quelques députés, notamment MM. Roux et Virey; mais on passa à l'ordre du jour, et les pétitions furent renvoyées au bureau des renseignements.

1824, 1830, 1835.

En 1824, trois confrères, dont nous sommes heureux de citer les noms, M. Laubert, pharmacien en chef du Val-de-Grâce, M. Lodibert, premier pharmacien des armées, inspecteur général du service de santé, et M. Thiriaux, lauréat des hôpitaux militaires de Lille, major de division à l'armée d'occupation d'Espagne, s'intéressant à l'état fâcheux de la pharmacie française, présentèrent, mais sans succès, à l'académie de médecine, un travail collectif, où ils faisaient ressortir la situation honorable dans laquelle est placée, par l'opinion publique, la pharmacie en Allemagne, en Espagne, en Hollande et même en Russie.

Ces messieurs, auxquels leur position officielle avait permis d'étudier sur les lieux la constitution de la pharmacie étrangère, pensaient qu'il serait possible d'emprunter ce qu'ont de meilleur les lois qui dans ces pays régissent la pharmacie sous le rapport de l'exercice public.

M. Lodibert, rapporteur, reconnaît que le nombre des pharmaciens s'accroît au-delà des besoins de la Société. Dans les villes surtout il est beaucoup trop élevé et s'y accroît chaque jour davantange; cela affaiblit non-seulement les moyens honorables d'existence que toute profession doit assurer à ceux qui l'exercent, mais détruit encore les garanties que la société est en droit de réclamer. Celles de la science, peuvent à la vérité rester intactes dans l'étendue que leur a donnée la loi. Mais que deviennent les garanties de la morale, lorsque, dans une profession qui exige une rigide probité, le nombre des concurrents est tel qu'à l'envi l'un de l'autre ils réduisent les bénéfices de la partie commerciale à si peu de chose que le pharmacien, fidèle à cette sévérité de principes jadis universellement professée, épuise sa fortune et vit ensuite dans l'état de médiocrité du plus grossier artisan. N'est-il pas à craindre alors que, déposant toute honte, il n'appelle à son aide le charlatanisme, et qu'exploitant la crédulité du vulgaire il ne lui présente sous les plus brillantes promesses un arcane polychreste, qui du moins, à défaut d'honneur, lui assure l'existence, et parfois même la fortune, laquelle, pour beaucoup de gens, a bientôt couvert la bassesse des moyens employés pour la réaliser.

La Restauration, qui organisa, en 1820, l'Académie de médecine, qui créa, en 1826, les écoles vétérinaires, ne fit rien pour améliorer l'exercice de la médecine et de la pharmacie, qui arriva, en s'aggravant de plus en plus, à la révolution de 1830.

1830, 1835.

MM. les membres de la Société de Pharmacie de Paris se réunirent en septembre 1830 ; ils déléguèrent MM. Guibourt et Boulay, pour remettre à M. Odilon Barrot, préfet de la Seine, une plainte qui lui signalait les concurrences illégales des bureaux de bienfaisance et établissements hospitaliers de la capitale, qui, au mépris de la loi, vendaient ouvertement au public des médicaments, au grand préjudice des intérêts des pharmaciens de Paris. La plainte fut favorablement accueillie. Fâcheusement cet heureux précédent n'a point eu d'effet pour les pharmaciens de province qui, en l'invoquant, n'ont pu encore empêcher les maisons religieuses de continuer la vente des médicaments.

L'indifférence du gouvernement de 1830, pour les abus de la concurrence illégale faite aux pharmaciens, devint de plus en plus funeste aux intérêts de notre profession. D'une part, à un grand nombre de médicaments spéciaux et secrets, déjà préconisés et introduits dans la thérapeutique, toujours au détriment de ceux du Codex, vinrent se joindre une foule de nouvelles panacées : les *biscuits d'Olivier*, la *graine de moutarde blanche* dont la vogue s'accroît de plus en plus, le *rob de Giraudau*, la *médecine Leroy*, les *médicaments homœopathiques*, dont les formules sont hors la loi et le Codex, de nouveaux sirops, des remèdes pour guérir tous les maux, des drogues venant d'*Allemagne* et d'*Angleterre*, etc. Enfin, l'*électricité*, le *magnétisme*, les eaux minérales de tous les pays, etc., etc.

Tous ces produits disparates, non classés au Codex, ne pouvaient que porter atteinte au respect qui lui était dû, et faire supposer que les médicaments illégaux sont plus efficaces que ceux prescrits par la loi et l'expérience. A dater de 1830, la droguerie elle-même prit un nouvel essor. Une des maisons les plus recommandables de Paris spécialisa son industrie en préparant en grand et par des procédés encore inusités toutes les poudres pharmaceutiques. M. Ménier père rendit un grand service en livrant au commerce des poudres d'une ténuité et d'une pureté parfaites.

Les pharmaciens, qui n'obtenaient par eux-mêmes que des produits grossiers, comparés à ceux de la maison Ménier, cessèrent de préparer leurs poudres. Ce progrès changea déjà beaucoup les anciens modes de faire; des confrères ingénieux et novateurs imitèrent cet exemple. MM. Leperdriel, Albespeyres, spécialisèrent les préparations concernant les exutoires. Les maisons Dausse et Derosne préparèrent en grand les *extraits*. Tous les spécialistes, les inventeurs de remèdes nouveaux ne s'inspirèrent point des formules du Codex. Les choses se passèrent ainsi jusqu'en 1835. Le gouvernement fortifia l'enseignement de l'École de Pharmacie de Paris, en créant une chaire de physique et un laboratoire de chimie pratique.

Les plaintes sur l'exercice de la pharmacie furent renouvelées tous les ans, mais sans aucun succès; pendant que le pharmacien gagnait en instruction, il perdait en considération commerciale.

Troisième révision du Codex. — 1835, 1848, 1854, 1862. — Période de désuétude du Codex et de détresse de la Pharmacie.

En 1835, le gouvernement comprit la nécessité d'une révision du Codex, que les pharmaciens n'avaient pas demandée; mais il ne comprit pas la nécessité de faire droit aux nombreuses pétitions adressées aux Chambres pour améliorer l'exercice de la pharmacie.

Des savants éminents reçurent de M. Guizot, ministre de l'instruction publique, la mission légale de réviser le Codex.

La Commission, présidée par M. Orfila, se composait de MM. Andral, Bussy, Caventou, Duméril, Pelletier, Richard, Robiquet, Royer-Collard, Soubeiran et Achille Comte.

Le nouveau Codex fut rédigé sur les errements de l'ancien.

Des prescriptions et procédés opératoires furent supprimés et remplacés par d'autres. L'on consulta les ouvrages de MM. Guibourt et Soubeiran, les divers formulaires ; le tout fut classé et approprié au niveau de la science et des découvertes, et cette fois le livre fut publié en français pour plus de commodité.

Ainsi qu'il avait été fait pour la précédente édition, aucune coopération ne fut demandée, aucun appel ne fut adressé aux lumières, au talent, à l'expérience des médecins et pharmaciens de la province.

Le Codex reçut en 1837 la sanction légale, qui restera exécutoire jusqu'à l'avénement de la prochaine édition.

Depuis 1837 que le Codex est obligatoire, d'importantes réformes légales se sont produites quant à l'enseignement et au mode de réception des pharmaciens. Nous avons eu des lois et ordonnances fort sévères sur la vente des poisons, des arrêtés préfectoraux, des jugements contre les pharmaciens qui n'ont pas suivi la loi dans ses exigences, etc., mais rien n'est encore venu amender et rehausser l'exercice professionnel.

L'apparition du Codex de 1837 fut précédée et suivie d'un grand nombre de médicaments nouveaux qui, sans être inscrits au livre officiel, ont fait à la vente des médicaments du Codex la plus redoutable et la plus déplorable concurrence. Le système de Broussais a été détrôné par celui de Raspail ; des remèdes secrets fort nombreux ont été préconisés dans les journaux ; et, comme si la médecine française ne pouvait pas se suffire à elle-même, l'on a importé de l'étranger, de l'*Angleterre*, des masses de *pilules de Morison* et autres denrées *médicinales ;* et, soit dit en passant, les Anglais nous vendent leurs drogues, mais ils ne recherchent point les nôtres, car les pharmaciens français qui se sont fixés à Londres ne fournissent de médicaments français qu'à nos seuls nationaux. Le libre-échange nous apportera plus sûrement des médicaments de tous les pays. Déjà l'Allemagne et l'Amérique en fournissaient à la France ; il en viendra de la *Turquie*, de la *Chine*, etc.

Tous ces médicaments de contrebande étrangère, bons ou mauvais, sont substitués aux médicaments du Codex français.

Un excellent médicament officiel, fût-il prôné et vanté par tous les journaux, ne jouira jamais dans le public de la même faveur qu'un mauvais médicament de contrebande.

En ce temps de concurrence faite aux prescriptions légales, nous voyons que les ordonnances des *somnambules*, des *empiriques*, ne sont jamais formulées dans les ouvrages connus et approuvés.

Le nombre des panacées de tous les genres est tellement considérable, qu'un pharmacien-droguiste de Paris, pour les énumérer, a publié un catalogue de plusieurs centaines de pages.

Nous pouvons affirmer que le chiffre d'affaires des médicaments qui ne sont point inscrits au Codex est plus important que celui des médicaments officiels vendus au public.

Les pharmaciens peuvent-ils se renfermer dans l'exécution des prescriptions du Codex, qui ne sont pas protégées contre les plus grossières et les plus dégradantes concurrences? Les savants ouvrages de MM. CHEVALIER, BOUCHARDAT, DORVAULT, SOUBEIRAN, et autres pharmacologistes de mérite, les journaux de médecine et de pharmacie, ont seuls maintenu la science au niveau des découvertes modernes.

Le Codex de 1837, comme son aîné de 1818, a été fort peu utile et n'a rien changé aux abus qui se sont perpétués. La décadence du Codex a fait cortége à celle de la pharmacie.

1848, 1854, 1862.

En 1840, un des pharmaciens les plus distingués de Paris, M. Vée, alors maire du cinquième arrondissement, président de la Commission générale des pharmaciens, fit les plus actives démarches pour obtenir quelques réformes ministérielles en faveur de la pharmacie. Messieurs les ministres firent très-bon accueil au Mémoire présenté en septembre 1840 par M. Vée. Mais des événements vinrent encore ajourner les réformes promises.

Les pharmaciens avaient jusqu'alors conservé le monopole de la vente des médicaments vétérinaires. Ces médicaments n'étant pas inscrits au Codex, c'était d'après les prescriptions des pharmacopées de Lebas, de Moiroud, etc., que les médicaments étaient préparés. Par le simple motif que les médicaments pour l'art vétérinaire n'étaient point des médicaments officiels inscrits au Codex, la Cour royale de Paris rendit, en 1840, un jugement qui autorisait tout vétérinaire breveté à préparer et vendre des médicaments pour les animaux, en concurrence avec les pharmaciens. Des maisons spéciales de droguerie et pharmacie vétérinaires fournissent directement, au grand détriment des intérêts des pharmaciens des petites villes et des campagnes, des médicaments aux vétérinaires, qui les vendent sans contrôle au public.

La gêne des professions médicales continua de s'aggraver; les manifestations du congrès de 1845 furent paralysées par la révolution de 1848, et les années qui ont suivi n'ont apporté aucune amélioration aux souffrances de la pharmacie.

Mentionnons les bonnes dispositions de l'honorable et savant M. Dumas, qui, pendant son passage au ministère du commerce, en 1850, témoigna la plus grande bienveillance à la Commission chargée par lui de présenter un rapport sur les réformes les plus urgentes réclamées par la pharmacie.

Cette Commission, composée de MM. Bussy, Boudet, Soubeiran, Vée et Dorvault, se trouva dissoute par la retraite précipitée de M. Dumas, qui quitta le ministère.

Depuis lors, les minces privilèges de la pharmacie se sont affaiblis d'année en année.

Le décret du 22 août 1854, les circulaires ministérielles du 24 juillet 1855, les règlements du 23 décembre suivant, ont modifié et classé l'enseignement, formé les circonscriptions des académies; mais aucune réforme n'est venue réglementer les besoins de l'exercice professionnel. Pendant la période légale du Codex actuel, qu'il nous soit permis de signaler à la reconnaissance de nos confrères, MM. Vée, Bouchardat, Chevalier, Dorvault, qui, à Paris, comme tant d'autres dans les départements, ont défendu de tous leurs efforts et plaidé, par leurs travaux et leurs écrits, la cause et les droits si tristement compromis de la pharmacie.

Des Codex passés et du Codex présent.

Nous avons suffisamment prouvé que la période légale de chaque révision du Codex correspondait à la marche décroissante de la pharmacie pratique.

Les Codex n'ont pas rempli le vœu de la loi; les médicaments secrets et spéciaux ont discrédité les formules du Codex, qui, n'étant point obligatoires pour les médecins, ont été presque entièrement délaissées par eux. Les imperfections du Codex de 1818 furent critiquées dans une thèse soutenue en 1831 par M. Buisson, de Lyon, devant l'École de pharmacie de Paris. MM. Guibourt et Béral, lors de sa publication, et tout récemment M. Ferrand, ont signalé les défectuosités du Codex de 1837.

Le dernier indique les suivantes : 1° Complications inutiles; 2° Absence d'économie; 3° Défaut de conservation; 4° Impureté du produit; 5° Erreurs grossières; 6° Difficultés d'exécution; 7° Manque de sécurité pour l'opérateur; 8° Côté impraticable; 9° Anarchie dans les modes de traitement; 10° Insuffisance et danger thérapeutique.

A ces dix chefs d'accusation de notre confrère de Lyon, nous ajouterons ce que notre longue expérience nous a permis de constater. Nous ne voulons pas faire la critique des prescriptions officielles, mais seulement établir le peu de respect qu'inspirent les formules légales.

Des médecins, des pharmaciens, reconnaissant les défauts, les imperfections du Codex, ont prétendu avoir perfectionné le *modus faciendi* des médicaments. On ne peut pas trouver une contravention à qui fait mieux.

D'autres opérateurs, des spécialistes, et ce sont les plus nombreux, ont changé, altéré, fraudé les médicaments, *secundum artem*.

Tout praticien modifie plus ou moins sa préparation, soit en bien, soit en mal.

Il est si facile de s'éloigner des recettes officielles! d'autant plus qu'on peut être sûr le plus souvent de l'impunité.

N'est-il pas malheureusement trop vrai que les jurys, les inspecteurs de la pharmacie, les membres des conseils d'hygiène, sont souvent dans l'impuissance de juger et de prouver, soit *de visu*, soit par l'analyse, si un grand nombre de médicaments officinaux composés sont rigoureusement préparés selon les formules du Codex, et s'il n'y a pas de substitution dans les quantités et les qualités des substances qui entrent dans leur composition?

Ne s'est-il pas formé des sociétés dites de perfectionnement, qui imitent tous les médicaments spéciaux dont les recettes ne sont pas publiées? A plus forte raison la fraude pourra contrefaire, sophistiquer les prescriptions officielles inscrites au Codex.

Qu'il nous soit permis d'établir une comparaison, c'est que le Codex, dans son application, peut ne pas être plus respecté que ne le sont par les fidèles les mandements des évêques, ou certains arrêtés municipaux ou préfectoraux qui tombent en désuétude.

De la future révision du Codex.

Si le prochain Codex était révisé sur les mêmes données que les précédents, il ne serait pas meilleur que ses aînés; il n'y aurait que des substitutions de nouvelles formules à des anciennes, et de nouveaux procédés opératoires.

Dans le passé, dans le présent et dans l'avenir, un grand nombre de prescriptions inscrites au Codex n'ont pu et ne pourront jamais être préparées par tous les pharmaciens, soit à cause du peu de débit qu'ils en ont, soit à cause des dépenses très-grandes que nécessiterait l'achat des appareils pour leur préparation, tels que ceux qui sont nécessaires pour la plupart des produits chimiques, les *extraits pharmaceutiques*, les *poudres*, les *pastilles*, les *sparadraps*, les *emplâtres*, etc. Tous ces médicaments, dont la vente est journalière, sont préparés en grand dans le commerce, où le pharmacien les achète de confiance.

Le rôle du pharmacien ne consiste, depuis bien des années, qu'à composer des médicaments magistraux, et les médicaments officinaux les moins compliqués, tels que les eaux distillées, les teintures, cérats, onguents, pommades, sirops, etc.

La loi peut obliger le pharmacien à tenir tous les médicaments inscrits au Codex, mais elle ne peut le forcer à les fabriquer lui-même, et d'ailleurs la position précaire des pharmaciens prive le plus grand nombre d'élèves et d'apprentis. La préparation des médicaments et leur débit se sont tellement raréfiés, que depuis longtemps les fourneaux des laboratoires se sont éteints.

Le futur Codex, pour être utile, indispensable, se rendre, non par décret mais par lui-même, obligatoire, ainsi que l'avait entrevu Baumé, devrait être aussi général que la dernière édition de l'Officine de M. Dorvault.

Un supplément serait publié chaque année, pour tenir toujours le Codex au niveau des découvertes thérapeutiques.

Le futur Codex, à l'exemple des anciennes pharmacopées de Lemery, de Baumé, Morellot, Virey, etc., présenterait aux recherches des médecins un double intérêt, s'il contenait un mémorial thérapeutique sur l'effet, la vertu et les doses auxquelles on emploie tous les médicaments.

Le Codex, pour être complet, devrait également renfermer un formulaire de prescriptions vétérinaires.

Chose digne de remarque, les pharmacopées et plusieurs formulaires n'ont pris faveur que parce que les diverses éditions du Codex n'ont jamais fourni les indications thérapeutiques toujours précieuses pour guider le médecin dans le choix des médicaments qu'il prescrit.

Des jurys médicaux et des visites faites chez les pharmaciens par les membres des Conseils d'hygiène.

L'article 21 de la loi du 22 juillet 1791 déclare que, en cas de vente de médicaments gâtés, le délinquant sera renvoyé en police correctionnelle et puni de 100 livres d'amende et d'un emprisonnement qui ne pourra excéder six mois.

Pour constater ces infractions, les articles 29 et 30 de la loi de germinal organisèrent les inspecteurs de la pharmacie, pris parmi les membres des jurys médicaux.

La loi du 1er avril 1851 donna une plus grande extension à la mission des jurys médicaux. Cette mission s'étendit à la visite des denrées alimentaires, et la pénalité, en cas de falsification nuisible à la santé, abrogeant la loi du 22 juillet 1791, frappa les contrevenants d'une amende de 50 fr. à 500 fr., et de trois mois à deux ans de prison, avec aggravation de peines en cas de récidive.

En vertu de cette législation, les jurys et les inspecteurs des pharmacies, continuèrent, comme par le passé, leurs visites annuelles jusqu'en 1857. Les jurys médicaux furent alors transformés en commissions d'hygiène. Le nom seul fut changé, et sur la désignation des préfets, les tournées annuelles de ces messieurs ont lieu comme toujours.

Appréciation sur la compétence des Conseils d'hygiène.

Il est écrit dans le code civil que tous les Français sont égaux devant la loi.

En vertu de ce principe tous les pharmaciens doivent être égaux devant le Codex.

La loi civile admet dans son application des circonstances atténuantes.

Ne doit-il pas en être de même pour les contraventions au code pharmaceutique.

La loi civile a pour interprètes les juges des tribunaux.

Le Codex a pour interprètes les membres des commissions d'hygiène, dont la mission légale est d'examiner si tous les médicaments sont exactement préparés conformément aux prescriptions légales.

Nous allons exposer quelques circonstances atténuantes des contraventions pharmaceutiques.

Les pharmaciens, ne pouvant préparer leurs produits chimiques, les achètent dans le commerce.

Les droguistes eux-mêmes ne les préparent pas, ils s'approvisionnent chez les fabricants.

Les fabriques de produits chimiques les plus importantes tirent de l'étranger, et notamment d'Allemagne, l'*atropine*, la *digitaline*, la *strychnine*, etc.; ces médicaments énergiques, dont les prix sont fort élevés, peuvent être frelatés.

Nos savants confrères et MM. les médecins qui font partie du conseil d'hygiène pourront-ils reconnaître ce genre de fraude?

Cela nous paraît fort difficile et même impraticable, surtout en ce qui concerne certaines préparations composées.

MM. les inspecteurs ne pourront jamais s'assurer de la pureté des médicaments par un examen aussi superficiel que celui qui leur est possible pendant leurs visites.

La science, trop incertaine, ne peut faire l'impossible, et le cachet seul du fabricant mérite confiance pour un grand nombre de produits.

Des erreurs de la haute science, nous descendons aux fraudes les plus élémentaires.

Comment prouver que l'onguent basilicum ne renferme pas la dose légale de bonne cire jaune et d'huile d'olive remplacée par de l'huile commune et de la mauvaise cire;

Que les teintures composées le sont exactement selon les doses des substances inscrites au Codex, que les poudres simples et composées ne sont pas fraudées par des mélanges adroitement faits avec des poudres de qualité inférieure, que les extraits sont purs et préparés avec la plante elle-même;

Que les pastilles et tablettes contiennent exactement les doses des substances désignées au Codex;

Que les huiles officinales sont faites *secundum artem.*

Que les électuaires, la thériaque, renferment toutes les substances officielles, etc., etc.

Un pharmacien de notre connaissance avait, dans le temps, présenté à dessein au jury médical en tournée des échantillons de médicaments composés qu'il présumait ne pas avoir été bien préparés par le droguiste qui les avait fournis; il invita le jury médical à les analyser. Ces messieurs se récusèrent et se contentèrent de dire au pharmacien d'examiner lui-même et de n'acheter ses médicaments composés que dans des maisons de confiance.

Le refus du jury médical avait pour excuse l'impossibilité de se prononcer en connaissance de cause.

L'incertitude des analyses chimiques est telle que, en 1861, trois habiles chimistes furent commis par le tribunal à l'effet d'analyser des échantillons de sucre avarié, d'une importante cargaison venant d'Amérique.

L'un concluait dans son rapport que l'avarie provenait *du sel marin.*

Le deuxième chimiste déclarait que le sucre ne renfermait aucun *vestige de sel marin.*

Le troisième expert, qu'il se trouvait une petite quantité de sel, qui appartenait au sucre lui-même, et que l'avarie tenait à une autre cause.

Il fut impossible, pour juger le procès, de tirer aucun résultat du rapport des chimistes experts.

Il en serait de même pour un grand nombre de médicaments officiels.

Nous concluons par ces motifs que les visites des conseils d'hygiène, inutiles dans le fond et vexatoires dans la forme, sont impuissantes pour constater la bonne qualité de certains médicaments.

Les conseils d'hygiène peuvent apprécier savamment la matière médicale, les drogues simples, les plantes et racines vendues par les herboristes, et les denrées alimentaires chez les épiciers.

Enfin, pour mettre tout à fait en défaut la compétence des conseils d'hygiène en tournée d'inspection, il peut se faire qu'un pharmacien leur présente d'office des médicaments homœopatiques qui ne sont point inscrits au Codex.

Il est du devoir de ces messieurs de saisir ces médicaments, pour se conformer à la loi. Que deviendra la saisie : l'analyse chimique ne sera-t-elle pas impuissante pour déterminer la nature même de la substance soumise à l'expertise.

Les visites des pharmacies sont défectueuses parce que les principaux médicaments qui devraient être l'objet de la plus grande surveillance et de l'examen le plus sérieux, échappent à l'appréciation des examinateurs, la science et l'analyse ne pouvant prouver la composition exacte d'un produit suspect, quand il est composé de plusieurs substances mêlées et combinées entre elles.

La mission de MM. les inspecteurs serait utile en pharmacie pour examiner la matière médicale indigène et exotique, les médicaments dont il est facile d'apprécier la pureté, les *eaux distillées*, les *sirops*, les *teintures*, les *huiles*, les *pommades*, les *onguents*, les *vins*, etc., etc.

Ces divers produits ont été de tout temps l'objet des investigations des jurys médicaux. Ils rempliraient le vœu de la loi en inscrivant dans leurs procès-verbaux les plaintes légales que les pharmaciens sont en droit de faire sur toutes les questions qui se rattachent à l'exercice professionnel, sur les délits et les concurrences illégales.

Leur mission serait d'éclairer l'autorité sur la bonne gestion des pharmacies.

Ils devraient visiter dans leur détail les pharmacies des médecins, officiers de santé, vétérinaires, herboristes, maisons religieuses et toutes professions faisant commerce de substances médicinales ou alimentaires. Les visites devraient être sérieuses, par la raison que tous les fournisseurs qui n'ont pas le titre de pharmacien, manquent de connaissances pour apprécier la bonne ou la mauvaise qualité de ce qu'ils vendent et ne préparent pas. Leurs études sont incomplètes et ne leur permettent pas de juger si les produits qu'ils livrent sans contrôle au public ne sont pas falsifiés par les fournisseurs. C'est un non-sens, une contradiction, que d'être sévère pour le pharmacien qui se conforme à la loi, et d'être débonnaire contre les infractions des professions étrangères, qui font concurrence à la pharmacie.

N'avons-nous pas prêté le serment professionnel. C'est donc une méfiance regrettable de la loi, qui met en doute notre talent, notre honneur et notre moralité?

Il serait à désirer que les infractions aux lois qui nous protégent pussent être directement signalées à l'autorité par tout pharmacien assermenté et dans le ressort du pays où il exerce, et que, par mesure d'intérêt public, le juge de paix pût l'autoriser à suppléer au besoin les membres du Conseil d'hygiène départemental.

Des médicaments spéciaux et des remèdes secrets.

Les médicaments spéciaux, les remèdes secrets doivent être expropriés pour cause d'utilité publique. Un délai serait accordé au propriétaire et une indemnité pourrait être payée aux inventeurs des médicaments nouveaux ou anciens, dont les effets thérapeutiques, après un examen sérieux fait par une commission spéciale, auraient constaté que ces médicaments sont utiles à l'humanité et jouissent d'une efficacité supérieure.

La majeure partie des médicaments illégaux serait de suite réformée; les inventeurs, dans la crainte que leurs démarches fussent sans succès, reculeraient devant les formalités d'examen.

La suppression de tous les médicaments reconnus attentatoires à la morale et inutiles à la santé publique, ferait prescrire comme succédanées les médicaments officiels du Codex.

Les inventeurs qui auraient été autorisés à vendre et faire débiter leurs produits spéciaux, ne pourraient les livrer au commerce qu'autant que chaque exemplaire serait revêtu du timbre constatant l'autorisation et porterait le prix fixé par un tarif particulier.

Nous insistons sur une taxe officielle, car jusqu'à présent les médicaments spéciaux ont été vendus au pharmacien et au public à des prix arbitraires.

Comme correctif, nous dirons que le charlatanisme des médicaments spéciaux a pris sa source dans l'état de gêne extrême que la pharmacie éprouve depuis plus de quarante ans.

Les pharmaciens, ne trouvant pas de ressources suffisantes dans la vente des produits légaux de leur profession, ont, pour vivre, été obligés de recourir à des moyens extraordinaires, qu'en toute autre circonstance ils auraient déplorés.

Combien d'honnêtes et savants confrères se sont vus forcés d'associer à leur commerce quelque autre industrie, et de vendre à regret de l'épicerie, de la parfumerie, de la confiserie, des produits hygiéniques, et tant d'autres articles interlopes.

Cette dégénérescence de la pharmacie a pour cause les concurrences légales et illégales par trop nombreuses, surtout entre pharmaciens dans les villes et dans les campagnes.

Nous terminons nos observations sur cette question commerciale des médicaments spéciaux par une dernière réflexion : il n'est pas moral de brocanter et trafiquer ainsi sur la santé publique. La tolérance d'un tel état de choses, qui trouve sa raison d'être dans la situation précaire et déplorable de la pharmacie, nuit à la considération professionnelle et doit être prohibée.

Quand il y a exubérance dans la population et que le fonds est insuffisant pour nourrir ses habitants, ceux-ci ne sont-ils pas forcés d'émigrer et d'aller chercher leur existence dans un pays plus hospitalier. Les pharmaciens, ne pouvant se déplacer, ne sont-ils pas pour vivre obligés de recourir à la publicité pour vendre au dehors certains médicaments, et de chercher dans certains autres commerces des ressources que la pharmacie cesse de leur fournir.

En publiant l'histoire de la pharmacie pratique, pendant les trois périodes correspondantes aux révisions du Codex, nous avons démontré que la décadence du Codex avait marché de pair avec celle de la pharmacie; que le livre légal est constamment déprécié; que ses prescriptions, pour la plupart, ont été considérées comme surannées et que les formules publiées dans les ouvrages de pharmacie et les journaux périodiques ont toujours été préférées à celles du Codex. C'est le contraire qui devrait se produire ; et nous allons indiquer les moyens de ramener la pharmacie à l'observation des prescriptions du Codex et au respect que comporte son utilité, au point de vue des intérêts de la santé publique.

Des mesures d'utilité générale régénéreraient l'exercice professionnel en confiant le monopole, à titre d'essai, à des pharmacies centrales, de tous les médicaments dont MM. les inspecteurs de la pharmacie ne peuvent apprécier la bonne ou mauvaise préparation.

Si les essais donnent de bons résultats, le gouvernement, à l'exemple de quelques puissances étrangères, l'Allemagne, la Hollande, l'Espagne, la Russie, etc., etc., transformerait les pharmacies centrales et leurs succursales en établissements officiels. Dans ces écoles de chimie et de pharmacie pratique, les élèves s'instruiraient *in extenso* dans tout ce qui se rapporte à la préparation des médicaments. Les pharmacies centrales officielles inspireraient la plus entière confiance par la pureté uniforme de toutes les préparations livrées sous le cachet de l'administration, comme cela se pratique dans les manufactures de tabac, dans les poudres et salpêtres, etc. Cette heureuse réforme préparerait une ère nouvelle de rénovation pharmaceutique, qui se compléterait par la limitation, la répartition des pharmacies et le tarif légal du prix des médicaments, seuls moyens qui nous paraissent capables de relever la pharmacie au niveau de la science et des intérêts de la santé publique.

Nous poursuivrons nos investigations pour démontrer les avantages de l'uniformité dans la préparation des principaux médicaments, et, comme conséquence, ceux de l'uniformité dans les prix.

Comment arriver à l'uniformité dans la préparation des médicaments officiels.

Quoique toutes les prescriptions du Codex soient invariables, les pharmaciens qui les exécutent, *secundum artem*, obtiennent des différences dans les résultats.

Les médicaments varient souvent d'une officine à l'autre par des nuances de couleur, de consistance, d'odeur, de saveur, etc.

MM. les inspecteurs de la pharmacie les ont fréquemment observées, bien qu'il n'existât ni fraude, ni altération; et cependant les produits ne sont pas uniformes, soit dans la couleur, la consistance, la limpidité, la saveur, l'odeur, la pesanteur, la fraîcheur, etc.

Il n'existe nulle part une parfaite identité de préparation.

Le public se procurant le même médicament dans des pharmacie différentes en fait la remarque, et, l'expliquant à sa façon, il conclut que les médicaments d'une pharmacie sont préférables à ceux d'une autre, même à prix égal. Quand les prix sont différents, la confiance est bien autrement ébranlée. Ce fâcheux effet produit un véritable embarras pour le médecin qui, ne pouvant juger en connaissance de cause, se prononce, sans motifs sérieux, pour une pharmacie au détriment des autres. Le manque d'uniformité dans la composition et dans le prix des médicaments ne devrait exister sous aucun prétexte. Nous y voyons une des principales causes qui déconsidèrent la pharmacie et avilissent notre profession, déclassée par l'opinion publique et soupçonnée, bien à tort, de réaliser des bénéfices exagérés, et par cela même, pour ainsi dire, illicites.

Le monopole de la préparation de certains médicaments serait-il avantageux à la santé publique?

Il a été constaté qu'un grand nombre de médicaments officiels, préparés par les pharmaciens, diffèrent fort souvent dans leur nature constituante et leurs effets thérapeutiques.

Nous répétons que, pour ramener à un type uniforme la préparation des médicaments, notre ancienne expérience nous fait un devoir de proposer que tous les produits chimiques et pharmaceutiques, que les pharmaciens ne sont plus dans l'habitude de préparer eux-mêmes, soient, ainsi que nous en avons émis le vœu, confiés à la Pharmacie Centrale qui, sous l'habile et intelligente direction de M. Dorvault, réunit toutes les conditions de science et d'aptitude pour préparer en grand, et à la satisfaction générale, tous les médicaments dont l'exécution exige une habitude spéciale.

La perfection des produits de la Pharmacie Centrale serait un sûr garant du succès de l'entreprise.

Comme mesure de surveillance des travaux, les laboratoires pouraient être soumis à de fréquentes visites de l'École de pharmacie de Paris. Comme conséquence de ce monopole d'intérêt public, un prix-courant de chaque médicament serait établi deux fois par an, et adressé à tous les pharmaciens en exercice. Pour ne pas entraver la liberté du commerce, les droguistes, s'approvisionnant en gros, auraient droit à une remise déterminée qui leur permettrait de fournir aux mêmes prix que ceux de fabrique à leurs clients.

Un cachet spécial constaterait la marque authentique et donnerait ainsi toute confiance au pharmacien acheteur. C'est dans les làboratoires, ainsi que cela se pratiquait jadis, que se formeraient les bons élèves, en prenant part aux travaux journaliers de la science, bien autrement utiles que toute la théorie de l'apprentissage actuel; science pratique supérieure aux leçons théoriques des cours publics professés dans les écoles.

Si lé monopole, monopole de bien faire dans la préparation de certains médicaments officiels, était contraire à la liberté, il n'en serait pas moins des plus avantageux à la santé publique par l'uniformité invariable de chaque produit.

Le gouvernement, appréciant les bons résultats de l'institution, pourrait, dans l'avenir, créer un nombre déterminé d'établissements analogues, dont la direction serait confiée aux hommes les plus compétents.

Ce serait suivre l'application pratique des vœux de la loi de germinal an XI, qui avait décidé qu'il serait formé en France six écoles supérieures de pharmacie pour l'enseignement professionnel. Cet enseignement deviendrait tout à la fois théorique et pratique, et les études des pharmaciens auraient un caractère de complète uniformité, comme toutes celles qui se font dans les diverses écoles administratives.

Ce précédent existe depuis longtemps dans les pharmacies centrales des hôpitaux civils et des hôpitaux militaires. Ces maisons préparent en grand et uniformément tous les médicaments, qui sont ensuite répartis dans tous les établissements hospitaliers du ressort, pour les besoins du service.

L'uniformité dans la préparation des médicaments aurait pour conséquence l'uniformité dans les prix.

Ce double et incontestable avantage du monopole que nous proposons serait certainement fort apprécié par tout le corps médical et ramènerait la confiance que la concurrence, parfois déloyale, a fait disparaître.

Le pharmacien livrerait au public des médicaments dont il garantirait la bonne préparation; la considération professionnelle serait augmentée par l'uniformité dans les prix.

Le médecin aurait la plus grande confiance dans l'exécution de ses prescriptions. Combien de médecins ont éprouvé des déceptions, supporté d'injustes reproches, perdu des clients, quand les médicaments ne produisaient pas l'effet que le médecin avait annoncé. C'était la faute du remède et non celle de l'homme de l'art. Cette heureuse innovation aurait le triple effet de satisfaire le malade, le médecin et le pharmacien.

Ainsi que nous l'avons déjà exposé, ce monopole aurait pour effet de simplifier les visites des inspecteurs de la pharmacie, dont les connaissances sont insuffisantes pour prouver la défectuosité et la fraude en fait de médicaments composés. Il est permis de suspecter, mais il est impossible de faire la preuve légale dans une foule de circonstances.

Le prix des médicaments qui seraient monopolisés et vendus au public, d'après un tarif officiel, ainsi que cela se pratique en Allemagne, ferait cesser tous les abus et tous les trafics scandaleux qui ont porté la plus grave atteinte à la considération des pharmaciens ; la confiance reparaîtrait, et la profession relevée de sa décadence retrouverait les prérogatives que le titre et l'instruction du pharmacien devraient lui assurer dans les rangs sociaux.

Certains produits de droguerie et d'herboristerie pourraient ne pas être portés sur la liste du tarif officiel. Comme dans le passé, le commerce de ces substances se ferait librement du marchand au public, sous la surveillance des conseils d'hygiène, qui, dans leurs visites, seraient fort compétents pour apprécier la qualité et la pureté de la droguerie, de l'herboristerie indigène et exotique, et de tous les autres articles accessoires qui sont vendus en public par les pharmaciens.

Pour compléter nos vues régénératrices, nous démontrerons plus loin la nécessité de ne maintenir qu'une seule classe de pharmaciens, en supprimant les deux classes d'herboristes.

Nous publions la statistique du nombre des pharmaciens et des affaires de la pharmacie au point de vue commercial.

Nous exposons dans notre Mémoire à Son Excellence le ministre du commerce, des moyens d'une facile application pour classer, limiter et répartir les pharmacies selon les besoins des populations. Le nombre actuel des pharmacies n'est pas trop élevé; leur répartition seule devrait être profondément modifiée.

Dans les chapitres suivants, nous traiterons de la vente des poisons et de celle de tous les médicaments que le pharmacien pourra livrer directement au public sans ordonnance de médecin. Nous exposerons notre manière de voir sur la question des frais de dernière maladie, et sur la prescription de l'article 2272 du Code civil ; sur les droits de la veuve au décès de son mari ; sur la vente des pharmacies par l'entremise des chambres syndicales ; sur l'assistance publique dans les campagnes, en ce qui concerne la fourniture des médicaments aux membres des Sociétés de secours mutuels, et nous terminerons enfin notre travail par un chapitre sur l'état actuel de la pharmacie et sur son avenir comme profession régénérée.

SUITE DES CAUSES

DE LA

DÉCADENCE DE LA PHARMACIE

SOMMAIRE HISTORIQUE

1. Des deux ordres de pharmaciens. — Nécessité d'une seule classe.
2. Des deux classes d'herboristes : de leur inutilité, du danger de les maintenir. — Nos prévisions pour l'avenir.
3. Des homœopathes : pharmacie et médecine homœopathiques.

Deuxième partie. — De la pharmacie actuelle.

4. Statistique pharmaceutique : nombre et répartition des pharmaciens.
5. Du commerce en pharmacie : division des pharmacies en six classes, d'après leur chiffre d'affaires.
6. Détail et nature des recettes, bénéfices bruts et nets.
7. Chiffres d'affaires en pharmacie; par les herboristes, officiers de santé, médecins vétérinaires, maisons religieuses, épiciers, parfumeurs, charlatans, etc. Détails concernant chaque profession.
8. Frais généraux d'une pharmacie.
9. De la valeur vénale des différentes classes de pharmacie.
10. De la concurrence illégale en pharmacie.
11. Les concurrences légales que les pharmaciens se font entre eux sont funestes et déplorables.

12. Exemples historiques des vicissitudes éprouvées par des confrères de Paris et de la province par l'effet des concurrences.
13. Le défaut d'une taxe légale dans le prix des médicaments est nuisible à la considération des pharmaciens. Nous en donnons la preuve par des exemples.

Troisième partie. — Régénération de la pharmacie.

14. La pharmacie ne peut se régénérer que par la limitation, la répartition et le tarif légal.
15. Comment opérer la limitation.
16. De la répartition : moyen très-facile pour l'établir.
17. Tableaux démontrant la mauvaise répartition actuelle des pharmacies.
18. Du tarif officiel des médicaments : ses bons effets.
19. Comment établir le tarif, et des modes à suivre pour son application.
20. Fixation du bénéfice sur le prix des médicaments.
21. Tableau du tarif légal des médicaments.
22. Du tarif légal pour les médecins, officiers de santé, vétérinaires et autres. Professions autorisées à fournir des médicaments en dehors de la circonscription des pharmacies. Des médicament que le pharmacien pourra donner sans ordonnance.
23. De la vente des poisons par les pharmaciens,

Révision et réforme de la loi.

24. Des frais de dernière maladie. Article 2101 du Code civil.
25. De la prescription annuelle. Article 2272 du Code civil.
26. Des droits de la veuve au décès de son mari. — Des prêtenoms.
27. Réforme de l'article 317 du Code pénal.
28. Réforme de l'article 909 du Code civil.
29. De l'assistance publique dans les campagnes et de la fourniture des médicaments aux membres des sociétés de secours mutuels.
30. Des chambres syndicales et de leur utilité pour toutes les questions de science et d'exercice professionnel — De la pharmacie : son avenir comparé à son état présent. — De la transformation des pharmaciens en fonctionnaires publics.

CHAPITRE PREMIER

Suite des causes de la décadence de la pharmacie.

Nous les trouvons encore dans l'exercice de la pharmacie par deux ordres de titulaires et par la création inutile de deux classes d'herboristes.

Nous allons exposer les inconvénients que nous a permis d'observer notre longue expérience pratique. Lors de la discussion de la loi de germinal, les maîtres en pharmacie se trouvèrent en trop petit nombre pour qu'on pût en opérer utilement la limitation et la répartition. Pour y suppléer, il fut créé deux classes de pharmaciens, par analogie avec les dispositions de la loi à peine votée de ventôse, qui établit en médecine deux ordres de praticiens, les docteurs et les officiers de santé.

Les herboristes furent considérés comme des auxiliaires de la pharmacie, à peu près comme les infirmiers sont utiles à la médecine.

Les deux ordres de pharmaciens, divisés par une sorte de droit d'aînesse légal, eurent ainsi des diplômes différents, mais dont le prix d'obtention formait en réalité la seule différence.

La loi obligeait les deux classes de pharmaciens à des connaissances égales pour l'interprétation et l'exécution des formules du Codex. Les examens étaient les mêmes, et les garanties que la Société est en droit d'exiger, aussi sérieuses pour la deuxième classe que pour la première.

Car, si les malades attribuaient quelque valeur à cette différence de titre, il serait tout naturel que les pharmaciens de première classe fussent préférés à ceux de deuxième classe, qui n'auraient aucune chance à s'établir en faisant concurrence à des confrères de grade plus élevé.

Il eût été logique que les villes ayant une certaine population fussent exclusivement desservies par des titulaires du premier grade, docteurs en médecine, pharmaciens et herboristes de première classe; et les autres villes, bourgs et campagnes, par les officiers de santé, pharmaciens et herboristes de deuxième classe.

En pharmacie, la possession du diplôme de première classe n'affaiblit pas le mérite de celui de la deuxième classe. Nous estimons l'un à l'égal de l'autre.

Et cependant les pharmaciens de deuxième classe ne peuvent exercer à Paris, Montpellier et Strasbourg, où les pharmaciens de première classe ont seuls le privilége de s'établir.

Nous ferons remarquer que l'exclusion n'existe pas pour les officiers de santé, dont les études, comparées à celles des docteurs en médecine, sont autrement différentes, quant à l'instruction, que les études des pharmaciens de deuxième classe, par rapport à ceux de la première.

Hé bien ! il se trouve à Paris 245 officiers de santé exerçant la médecine en concurrence avec les sommités médicales, et 292 herboristes en concurrence avec les pharmaciens de première classe.

Cette exclusion de résidence pour les pharmaciens de deuxième classe n'est pas juste. Pourquoi le pharmacien de deuxième classe, comme l'officier de santé et l'herboriste, n'exercerait-il pas à Paris en vertu de son titre ? ne présente-t-il pas, comme les pharmaciens de première classe, les officiers de santé et les herboristes, toutes les garanties de science et de capacité ?

Et si Paris est le séjour des gens riches qui forment et maintiennent la clientèle des médecins et pharmaciens en réputation, la classe la plus nombreuse des habitants de la capitale ne ferait, avec raison, aucune distinction entre les pharmaciens de première ou de deuxième classe.

Dans l'état présent, nous voyons que les études du pharmacien de première classe doivent être, d'après les règlements :

De trois années de stage dans une pharmacie, et de trois années d'études dans une école.

Le prix des inscriptions, du diplôme et des accessoires est de 1,390 francs.

Les études du pharmacien de deuxième classe consistent en six années de stage.

Quatre inscriptions dans une école supérieure ou six inscriptions dans une école préparatoire.

Quatre inscriptions dans une école supérieure tiennent lieu de deux années de stage qui se compensent par un supplément de cinq francs par inscription.

Prix des inscriptions, diplôme et accessoires : 460 francs.

A notre avis, les études du pharmacien de deuxième classe nous paraîtraient, quant au stage, s'il se faisait à la pharmacie centrale ou dans un établissement analogue, de beaucoup supérieures à celles du pharmacien de première classe.

Pourquoi cette différence de 930 francs dans les prix des deux diplômes? Nous pensons que si le prix était uniforme pour l'une et l'autre classe, tous les pharmaciens seraient égaux par leur titre, comme ils le sont pour l'exécution des formules du Codex.

Il est vrai que la question d'argent est une grosse affaire pour un grand nombre de candidats et d'aspirants auxquels la pauvreté ne permet pas de faire face à cette dépense de diplôme de première classe, et qui, ne pouvant mieux faire, sont, par nécessité, forcés de se contenter du diplôme de 460 francs.

Il serait à désirer que tout élève qui, dans ses examens, ferait preuve d'instruction et de capacité supérieures, pût obtenir le diplôme de première classe au prix fixé pour celui de la deuxième classe, car ce n'est pas l'argent qui donne le mérite.

Quelle que soit la valeur scientifique du pharmacien, nous avons tous les mêmes charges et les mêmes devoirs. Il est obligatoire pour l'exercice de la pharmacie d'être muni d'une patente.

Cette patente de commerçant n'est pas basée sur le titre de

pharmacien de première ou de deuxième classe, mais bien sur le chiffre de la population.

Les pharmaciens sont donc égaux, par l'instruction, par l'exercice, par la patente. Pourquoi ne le seraient-ils pas par le titre, dont la seule différence, nous nous plaisons à le répéter, ne consiste que dans le prix qu'il a coûté.

Il est vrai que quelques confrères, ayant acquitté les droits du diplôme de première classe, se prévalent de ce titre pour considérer les confrères de deuxième classe comme des concurrents inférieurs; le bon sens public fait justice de cette petite vanité. Nous voyons assez souvent des pharmaciens de première classe ne pouvoir se maintenir à la hauteur de leur titre, et se trouver distancés, tant par l'instruction que par les aptitudes commerciales des pharmaciens de deuxième classe.

Les pharmaciens de deuxième classe ne sont, en vertu de préjugés légaux, autorisés à exercer que, dans un seul département, nous n'avons jamais compris cette restriction. Le pharmacien légalement reçu ne pourrait-il pas changer de résidence sans être obligé de recommencer ses études pour subir de nouveaux examens? S'il est capable pour un département, il ne doit pas être incapable pour un autre.

Ne voyons-nous pas tous les jours des changements de résidence dans toutes les professions administratives! Les titulaires des fonctions les plus sérieuses ne renouvellent pas les épreuves des examens. C'est le plus souvent un avancement accordé à leur mérite, tandis que le pharmacien de deuxième classe qui, dans l'espoir d'améliorer sa position, veut transporter son commerce en dehors de la circonscription que lui assigne son diplôme, est forcé de le remplacer par un autre et de subir de nouvelles épreuves, qu'il doit payer, pour obtenir un deuxième diplôme d'une valeur égale à celui qu'il possède déjà.

Nous ne pouvons passer sous le silence une autre disposition vicieuse de la loi. Quand un officier de santé ou un pharmacien de deuxième classe exerce, ne fût-ce qu'accidentellement et gratuitement en dehors des limites de son département, il se trouve en contravention et passible d'une amende de 15 francs. La science et la confiance ne peuvent être ainsi limitées; et, pour l'humanité, il serait à désirer que cette disposition fâcheuse de la loi fût rapportée.

L'on ne peut pas punir qui fait bien. C'est absolument comme si des pompiers, en dehors de leur canton, venaient prêter leur concours dans un incendie sans être requis par l'autorité, qui pourrait, en ce cas, les faire traduire en police comme des perturtabeurs.

Par les divers motifs que nous avons énoncés, nous concluons pour un seul ordre de pharmaciens et pour un prix égal des droits de diplôme.

CHAPITRE II

Des deux classes d'herboristes, de leur inutilité. Des dangers de les maintenir. Nos prévisions pour l'avenir.

L'homme trouve dans le règne végétal les plus grandes ressources pour ses besoins. Sa nourriture, ses vêtements, ses remèdes, sont en grande partie empruntés aux plantes. Aussi les a-t-on divisées sous ces rapports, en plantes alimentaires, médicinales et économiques.

La récolte et le commerce des plantes médicinales étaient

spécialement exercés par les pharmaciens avant la loi de germinal. Nos confrères de cette époque trouvèrent dans la vente des herbes, fleurs et racines indigènes d'abondantes ressources.

La profession d'herboriste, créée par la loi de l'an XI, porta bientôt un grave préjudice aux intérêts des pharmaciens.

Il serait donc utile, par mesure de sûreté publique, de supprimer cette profession qui est une branche essentielle de la pharmacie.

Les officiers de santé avaient été créés pour suppléer, autant que possible au manque de médecins. Les herboristes le furent dans le même sens, pour tenir lieu d'auxiliaires aux pharmaciens, insuffisants alors pour les besoins des populations.

Depuis soixante ans que date l'origine des herboristes, on a pu constater l'inutilité de cette création.

Il est fait défense aux officiers de santé de fournir des médicaments aux malades qui résident dans une localité où il se trouve des pharmaciens en exercice; par la même raison, les herboristes ne devraient être autorisés à se fixer que dans les cantons où il n'existe pas de pharmaciens.

Ce serait une mesure analogue à celle qui régit la vente des médicaments par les officiers de santé. La concurrence des herboristes ne devrait pas exister contre les droits des pharmaciens.

Les écoles supérieures délivrent le certificat d'herboriste. Ce titre permet d'exercer dans toute l'étendue du territoire français, pour les herboristes de première classe; les herboristes de la deuxième classe ne peuvent exercer hors du ressort du département pour lequel ils sont autorisés.

Les examens d'herboristes, subis soit devant MM. les professeurs des écoles supérieures, soit dans les écoles secondaires, ont pour objet les connaissances les plus élémentaires, le nom des plantes médicinales indigènes, leur récolte, la dessication et la conservation.

Le certificat de première classe se paye 100 francs, celui de deuxième classe coûte 50 francs. Il n'y a pas de condition d'âge; la profession peut être exercée indifféremment par des hommes ou par des femmes. Toutes les classes de la société peuvent sans difficulté *obtenir* le certificat d'herboriste.

Dès l'origine de cette création, les pharmaciens ont eu à se plaindre de la concurrence des herboristes.

Nous craignons pour l'avenir que ce qui s'est fait dans le passé ne se continue, et que ces graves abus ne se perpétuent au détriment des intérêts de la pharmacie.

La facilité avec laquelle l'on obtient le certificat d'herboriste et le défaut de limitation et de répartition permettront aux fruitiers, épiciers, grainetiers et à tous les genres de commerce de cumuler la profession d'herboriste et d'établir des concurrences directes aux pharmaciens des villes et des campagnes, pour tout ce qui se rapporte au débit des plantes indigènes et, par extension clandestine, pour un grand nombre d'articles de droguerie exotique et même de médicaments simples et composés.

Les fruitiers herboristes de première ou de deuxième classe pourront cumuler le commerce et vendre des herbes qui sont à la fois employées en médecine et dans l'art culinaire.

La carotte, qui n'a pas dégénérée dans l'industrie, est toujours employée en médecine contre les maladies du foie et la jaunisse; l'ail et l'ognon, contre les vers. Le chou, qui pendant six cents ans, fut le médicament le plus employé chez les Romains contre une foule d'affections, sert encore en médecine vétérinaire. De nos jours, le mouron rouge n'est-il pas préconisé par les somnambules, convenant, comme on le voit, aux serins de tous genres.

Le plantain, cher aux oiseaux;

Le seneçon, vanté par Pline contre les maux d'yeux, etc.; sont toujours achetés en médecine.

La thérapeutique des plantes sera remise en honneur et à la portée de tout le monde. Le fruitier, l'épicier, le grainetier herboristes connaissant les plantes, seront d'abord consultés, puis on s'adressera aux empyriques, ensuite aux pharmaciens et enfin à la science des médecins. L'on finira, comme toujours, par où il fallait commencer.

Ce que nous disons est très-sérieux, le certificat d'herboriste et la patente font supposer la science du métier. Les herboristes intelligents se poseront en guérisseurs. Il y en a plusieurs, à Paris comme ailleurs, qui sont parvenus à se faire des réputations qui leur ont procuré la considération et la fortune.

Nous citerons au temps présent un exemple à notre connaissance :

M. Seguin est un empirique fort en réputation, journellement consulté par toutes les classes de la société, il est très-connu dans tout le département de l'Oise et les départements voisins.

M. Seguin habite une campagne où les plantes médicinales croissent en abondance. Cet herboriste champêtre donne des consultations à tout venant; il pratique la médecine végétale comme l'exerçaient en leur temps Avicenne, Fernel, Mathiole, Mésué ou Nicolas Flamel; il traite toutes les maladies et ne prescrit que des plantes, à l'exemple de ces anciens médecins aux ouvrages desquels il s'inspire : l'aunée, le sceau de Salomon, le chardon bénit, la scolopendre, les renoncules, la scrofulaire, la buglose, l'yeble, le muguet, la benoîte, etc., etc., sont ses remèdes favoris.

Joignant la complaisance à ses prescriptions, il apprend aux malades ou à leurs messagers à connaître les plantes qui croissent dans son entourage.

Cet homme intelligent s'est ainsi formé une clientèle que jalouseraient des médecins instruits.

Pour se mettre à la portée des malades, il se rend les jours de marché de son hameau de Launay au chef-lieu du département, pour donner des consultations. Ses appartements sont envahis de bonne heure par l'affluence des malades, c'est à qui trouvera son tour pour demander une consultation toujours gratuite dans la forme.

Cette concurrence illégale, mais *non dangereuse*, portant un grave préjudice aux droits des médecins de Beauvais, des plaintes et par suite des poursuites furent exercées contre M. Seguin. Des jugements de simple police et de police correctionnelle le condamnèrent à une faible amende.

Ces jugements produisaient dans l'opinion publique un effet tout contraire à celui que l'on attendait. L'on voyait M. Seguin l'objet d'une persécution, et sa science et sa clientèle s'en augmentèrent prodigieusement. De nouvelles poursuites en récidive le firent condamner, il y a quelques années, à une forte amende et à deux mois de prison. M. Seguin interjeta appel à la cour impériale d'Amiens qui confirma le jugement. Notre empirique se pourvut en cassation. Toutes chambres réunies, sur les conclusions de l'avocat général Dupin, le jugement correctionnel et celui de la cour d'appel furent infirmés. Le sieur Seguin n'était, quoique en récidive passible que d'une simple amende de cinq francs, par le motif qu'en exerçant ainsi la médecine, la pharmacie, l'herboristerie, il n'avait point usurpé les titres ni pris la qualité de médecin, pharmacien ou herboriste.

Si M. Seguin eût été pourvu d'un certificat d'herboriste et patenté, il ne pouvait être inquiété...

Par les causes que nous allons énoncer, nous redoutons pour l'avenir de la médecine et de la pharmacie un très-grave préjudice résultant de la trop grande facilité avec laquelle se délivrera le certificat d'herboriste.

Anciennement, dans les couvents, les moines et les religieux possédaient le privilége de la science, et bien que les choses soient radicalement changées sous ce rapport, l'opinion publique ne persiste pas moins à leur attribuer le même privilége.

Le clergé, les institutions religieuses, les prêtres de campagne, les dames de charité, les maisons ecclésiastiques ne s'occupent-ils pas de nos jours, comme par le passé, de thérapeutique médicale?

Qu'un prélat, dans un but de charité plus ou moins philanthropique, prenne l'initiative de faire enseigner dans les séminaires, dans les écoles, chez les frères de la doctrine chrétienne, dans les couvents, dans toutes les institutions qui relèvent de son obédience l'étude des plantes utiles en médecine, et leur application au traitement des maladies, il se formera ainsi très-promptement des concurrents aux médecins et aux pharmaciens, les adeptes religieux feront consacrer leur petit bagage scientifique par l'obtention d'un certificat d'herboriste de 100 fr. ou de 50 fr., selon l'occurrence.

Possesseurs de ce titre, que la loi n'accordait pas jadis, MM. les curés de campagne, les frères ignorantins, les instituteurs des villages, les religieuses de tous les ordres et de toutes les congrégations, reprenant les anciens usages, pourront légalement exercer l'herboristerie et, par extension, la médecine et la pharmacie, en traitant sans danger, et soit disant par humanité, les malades de tous les rangs et de toutes les classes par la méthode végétale.

M. Malapert, de Poitiers, annonçait dans un journal, il y a quelques mois, que les pharmaciens de la Vienne avaient adressé à Mgr l'évêque une plainte contre les maisons religieuses qui leur faisaient illégalement concurrence.

Mgr de Poitiers aurait promis de faire respecter la loi et de réprimer ces abus.

Si les subordonnés de Monseigneur eussent été pourvus d'un titre d'herboriste et patentés, la garantie eût été suffisante pour dissimuler le délit. Si l'administration des finances délivrait des patentes d'infirmier et de garde-malades, les herboristes de toutes classes et dans tous les pays seraient naturellement médecins et pharmaciens.

Et puis d'ailleurs la pénalité des lois actuelles n'est pas suffisante pour protéger les professions médicales et détruire les empiètements des professions étrangères.

La thérapeutique des plantes est de nos jours fort restreinte, messieurs les médecins ordonnent bien peu l'emploi des substances végétales indigènes; mais si la botanique médicale, jadis universellement en honneur, reprenait faveur dans le public, le clergé, trouvant une occasion de l'utiliser dans la médecine domestique, exploiterait le commerce des simples en leur attribuant des vertus souveraines, et nous verrions, comme en Espagne, en Italie et même en France, se former des laboratoires pour composer, distiller, rectifier et préconiser ensuite les liqueurs, les élixirs et autres produits dont les moines sauront perfectionner les recettes et les propriétés merveilleuses.

N'avons-nous pas l'eau de mélisse des Carmes, la liqueur de la grande et de la petite Chartreuse, l'élixir des Jacobins de Rouen, l'alcoolature d'arnica des Révérends Pères Trappistes de Notre-Dame des Neiges et plusieurs autres découvertes précieuses, composées *ad majorem Dei gloriam* et pour l'intérêt des Révérends.

D'après les certificats authentiques du vénérable Marie Polycarpe, prieur du couvent, en date du 4 juin 1841, l'arnica et ses dérivés, préparés au couvent, sont (voir son prospectus) un dictame providentiel, souverain, miraculeux contre les contusions, coups, fractures, luxations, déchirement des tissus; excellents pour les brûlures, les hémorroïdes ; parfaits contre les gastralgies, embarras d'estomac, manque d'appétit, digestions pénibles, les diarrhées, ténesmes, les rhumatismes, fièvre quarte, maux de tête, défaillance, asthme, goutte, dans les maladies de l'enfance, la lienterie, les vers, les vomissements.

L'arnica est placée au premier rang dans les cosmétiques, et pour la toilette; elle répare les désordres causés par l'action du rasoir ; très-efficace contre la chute des cheveux.

Elle guérit les aphtes, le mal de dents, fait disparaître le tartre, etc.

Enfin l'arnica remplit les mêmes médications chez les animaux.

Cette précieuse panacée est déposée au tribunal de commerce. Elle est vendue sous le sceau du monastère représentant la sainte Vierge.

Ne serait-il pas plus convenable de représenter, à défaut de la sainte Vierge, un moine ou religieux distribuant, dans une voiture, comme un charlatan sur la place publique, ce spécifique, possédant toutes les vertus et jouissant de toutes les propriétés ? N'est-il pas vrai que devant les églises, et sur les places et parvis, l'on fait toujours, en bien des pays, commerce de reliques, chapelets et amulettes de toutes sortes, vendues au profit de la religion ?

Il est incontestable que toutes les maladies peuvent être traitées par l'emploi soit des plantes en nature, soit des produits qui en dérivent. La matière médicale indigène offre les plus grandes ressources à la thérapeutique.

Toutes les plantes jouissent de propriétés plus ou moins actives consacrées par des expériences séculaires.

On peut en juger par la liste des noms de plantes, commençant par la lettre A.

NOMS. PROPRIÉTÉS.

Absinthe, bonne contre la dyspepsie, l'anasarque, la jaunisse, les vers.
Ache, comme apéritive, antihystérique.
Aconit, rhumatisme, goutte, ulcères.
Agaric, purgatif, amer, hydragogue.
Agripaume, contre la cardialgie.
Aigremoine, maux de gorge, et cours de ventre.
Airelle, fièvres bilieuses, putrides, scorbut.
Alaterne, inflammation de la bouche.
Alcée, émolliente.
Alkékenge, diurétique.
Ancolie, maladies de la peau, jaunisse.
Anémones, rubéfiantes, bonnes contre les dartres et l'amaurose.
Angélique, faiblesse d'estomac, sudorifique.
Anis, carminative, provoque le lait des nourrices.
Ansérine, antispasmodique, hystérique.
Arachide, bonne contre l'étisie, la pleurésie.
Arrête-Bœuf, dans l'hydrocèle et rétention d'urine.
Argentine, astringente et fébrifuge.
Aristoloche, stimulante emménagogue, bonne contre les pâles couleurs, la cachexie.
Aristoloche clématite, contre la morsure des serpents, chasse la pituite et facilite la respiration.
Arnica, aromatique, antiseptique, vulnéraire, résolutive.
Armoise, stomachique, vulnéraire, emménagogue.
Arroche, humectante, rafraîchissante.
Artichaut, cordial apéritif.
Asaret, émétique purgatif, sternutatoire.
Asclépiade, dompte-venin, diurétique, emménagogue, antihydropique, entre dans la composition de l'orviétan sublime et de la thériaqne.
Asperges, apéritif diurétique.
Aspérule, contre les obstructions, vulnéraire.

Astragale, antisyphilitique, stimulante, sudorifique.

Aubépine, fruits astringents, bons dans les cours de ventre et les pertes de sang.

Aune ou *Bourdaine* maladies psoriques, hydropisie.

Aunée, *enula-campana*, tumeurs enflammées, fortifiante, stomachique, anthelmintique.

Aurone, stimulante, carminative, *herbe sainte*, à cause de ses vertus.

Azérole, fortifie l'estomac, arrête les vomissements.

Dans cette courte nomenclature nous trouvons des remèdes à tous les maux. Et en poursuivant toute la série alphabétique des plantes, nous arrivons à un nombre infini de végétaux qui étaient fort employés par nos pères dans le traitement de leurs maladies.

Il n'y avait pas autrefois d'herboristes, la profession se confondait dans celle des apothicaires ; c'était la partie la plus importante de leur commerce. On paraît quelque peu revenir aujourd'hui à l'ancienne médecine ; n'est-il pas regrettable que l'on ait créé les herboristes. Les pharmaciens présentent toutes les garanties de science et de capacité ; l'herboriste, au contraire, ne connaît les plantes que par leur nom et sans aucune méthode botanique, ignorant leurs vertus et leurs propriétés les plus élémentaires. C'est une malencontreuse idée, d'intérêt public mal compris que de permettre que la crédulité publique soit exploitée par des personnes dépourvues de toute garantie d'instruction.

Les prix assez élevés des substances chimiques et pharmaceutiques ne peuvent être l'objet d'une comparaison avec ceux de l'herboristerie indigène. Dans l'emploi des médicaments possédant les mêmes propriétés et produisant les mêmes effets, l'on préférera toujours ceux que l'on vendra meilleur marché et à bas prix.

Si donc le clergé et les maisons religieuses mettent à profit la facilité de faire recevoir herboristes les membres de leur corporation, la confiance qu'ils inspirent balancera bientôt celle des *docteurs en médecine*, des *officiers de santé* et des *pharmaciens*, et les boutiques d'herboristes, soit civiles, soit religieuses, accapareront pour longtemps la plus nombreuse clientèle des malades, au détriment des pharmaciens.

La profession d'herboriste est donc susceptible de prendre de grandes proportions et peut rapidement envahir toutes les villes, bourgs et villages.

Le congrès médical de 1847 avait demandé la suppression complète des herboristes, nous exprimerons les mêmes vœux pour toutes les raisons que nous venons de donner.

Un jugement de la Cour de cassation, en date du 31 mai, 1862, permet aux hôpitaux pourvus d'une autorisation préfectorale de tenir officine ouverte pour la vente de médicaments au public, sous la direction d'un pharmacien breveté. Cet arrêt, que nous ne considérons pas d'ailleurs comme définitif, confirme nos prévisions. Les communautés religieuses qui voudront se dispenser de l'assistance d'un pharmacien en titre pourront exercer sous le couvert d'un simple diplôme d'herboriste dont une sœur sera titulaire.

Si les herboristes devaient être maintenus par la loi, il serait d'utilité publique qu'ils fissent preuve de connaissances plus sérieuses en tout ce qui concerne l'histoire naturelle des plantes indigènes, et que des résidences leurs fussent assignées pour exercer dans les localités où il ne pourrait être créé de pharmacie. Les herboristes, en ce cas, seraient autorisés à cumuler quelque autre commerce, ainsi qu'il est permis en Italie aux pharmaciens qui résident dans les bourgs et les campagnes.

CHAPITRE III

Pharmacie et médecine homœopathiques.

A la suite des herboristes, nous dirons quelques mots de la pharmacie homœopathique, qui tire ses principales ressources des principes actifs des végétaux.

La pharmacie homœopathique se compose de quatre éléments, les *teintures*, les *dilutions*, les *triturations* et les *globules*.

Il serait regrettable que, dans la future édition du Codex, les remèdes homœopathiques fussent classés parmi les médicaments officinaux.

Les anciens alchimistes travaillaient à la découverte de la pierre philosophale qu'ils n'ont jamais trouvée.

Les alchimistes modernes, à force de marteler et triturer les produits de la nature, ont prétendu avoir découvert le nec plus ultra de ses principes médicamenteux.

Nous avons lu avec plus d'attention que de respect les règles et formules traitant de la composition des arcanes homœopathiques. Les difficultés de leur préparation exigeraient, pour les pharmaciens allopathes, des études non moins compliquées de mystères que celles des druides dans la manipulation du gui, le souverain remède préconisé par la religion des anciens prêtres gaulois.

Nous sommes donc étonné que le gui ne soit pas classé au premier rang parmi les médicaments homœopathiques.

Les fruits de l'anacarde et des myrobolans étaient jadis la base d'une confection qui avait pour vertu de donner de l'esprit aux sots et de rendre sots les gens d'esprit.

Nous appelons l'attention des homœopathes sur les avantages qui résulteraient pour leur doctrine s'ils parvenaient à éliminer le principe actif de ces substances.

L'espèce de métamorphose qui produit le globule à l'état infinitésimal le présente enveloppé d'un vernis sucré, afin de le rendre plus ou moins séduisant par une saveur douce et agréable ; quant aux effets des globules considérés comme médicaments, nous pensons être dans le vrai en affirmant que les graines de pavots et de psyllium, celles des plantes crucifères ou autres graines de n'importe quelle famille arrangées sous forme de *non pareilles* par les confiseurs, jouiraient d'une efficacité au moins égale à celle des fameux globules homœopathiques.

Au dire des médecins homœopathes, des accidents graves se produiraient si la dose des globules prescrits à l'intérieur n'était pas scrupuleusement observée. Pour atténuer l'effet malfaisant et toxique des globules, la science homœopathique ne fournit pas d'antidote.

L'analyse chimique la plus exacte ne peut déterminer les principes constituants des médicaments homœopathiques à base végétale.

MM. les inspecteurs de la pharmacie seraient donc complètement incompétents pour juger de la bonne ou mauvaise préparation de médicaments aussi compliqués.

Il n'en est rien cependant, nous avons administré à des animaux des médicaments homœopathiques, à base simple. Ils n'ont produit aucun effet, et cela par la seule raison que, contrairement, à l'espèce humaine, l'imagination des animaux ne peut être homœopathisée, l'animal est insensible et réfractaire à l'inspiration de toute crainte, en fait de globules, comme de tous autres médicaments.

Les savants doctrinaires hahnemaniens ne devraient pas s'en tenir là. En exerçant leurs lumières sur les nombreuses plantes alimentaires, la science leur permettrait d'en extraire la partie nutritive. Ils la réduiraient ensuite, en augmentant ses qualités, à la forme globulaire et la débiteraient ainsi pour nourrir les populations.

Quel miracle si nous avions des boulangers homœopathes comme nous avons des médecins !

Ce serait merveille que les boutiques de pharmacie et de boulangerie réduites à des dimensions homœopathiques, quelle économie dans le loyer !

Si les établissements homœopathiques arrivaient, par leur exiguité, à une grande réduction sur le prix des loyers, ils pourraient par cette raison réduire le prix des médicaments.

Nous avons remarqué que la boîte homœopathique contenant (tant pour la médecine humaine que pour celle des animaux,) 180 extraits perfectionnés, purifiés et dilués jusqu'au 30me sous forme liquide ou globulaire ; le tout, renfermé dans des tubes, se vendait au commerce depuis 300 jusqu'à 650 fr.

Nous en concluons que ce qui est précieux vaut toujours son prix et qu'un pharmacien marchand de drogues homœopathiques ne peut s'établir à moins de frais qu'un pharmacien allopathe.

Voici la différence dans les prix des médicaments vendus par l'un et par l'autre :

Pour le pharmacien homœopathe,	le litre	
Alcool rectifié, droits de régie compris. . . .	12 fr.	
Sucre de lait, les 500 gr.	12	
Globules inertes, le demi-kilo	14	
Pour le pharmacien ordinaire.		
Alcool rectifié.	4	
Sucre de lait, les 500 gr	3	50 c.
Globules inertes . . . . le litre.	rien.	

L'homœopathie, comme pharmacie ou comme médecine, telle qu'elle est pratiquée, nous paraît une science d'illuminés qui nous vient d'Allemagne, le pays par excellence des découvertes mystiques ainsi que le prouvent les idées chimériques de Weishaupt, d'Ingolstad et les hallucinations d'une secte qui, de nos jours, s'occupe de l'évocation des ombres des morts.

CHAPITRE IV

Etat de la pharmacie actuelle. — Statistique du nombre des pharmaciens et leur répartition.

Nous avons développé les causes de la décadence du Codex et de la pharmacie ; ces causes ont eu pour effet la détresse morale et matérielle de notre profession.

Dans les chapitres qui vont suivre, nous allons examiner la position de la pharmacie au point de vue commercial, par la statistique résultant des recherches et des renseignements les plus exacts que nous avons pu recueillir.

STATISTIQUE PHARMACEUTIQUE.

La population de la France au premier janvier 1862 était de 37,382,223 habitants, desservis par 5,932 pharmaciens en exercice légal.

Soit en moyenne une pharmacie pour environ 6,300 habitants.

Le nombre des pharmaciens n'est pas trop élevé pour les besoins des populations ; mais les pharmaciens, n'étant pas limités, se trouvent anarchiquement divisés et répartis. Les tableaux suivants en feront preuve.

1. La population de Paris est de 1,516,849 habitants.

Elle est desservie par 551 pharmaciens, soit une pharmacie pour 2,752 habitants.

2. Les 20 principales villes de France, dont la population urbaine et suburbaine est de 40 à 100,000 habitants, ont, y compris la popu-

lation cantonale qui les entoure, 1,689,214 habitants, desservis par 498 pharmaciens, soit une pharmacie pour 3,340 habitants.

3. 189 villes, chefs-lieux de département et d'arrondissement, dont la population urbaine est de 8 à 40,000 habitants, et leurs dépendances comme cantons, forment une population de 4,635,058 habitants, desservis par 1,196 pharmacies, soit une pharmacie pour 3,500 habitants.

Ce qui, pour les populations des grandes et moyennes villes et leurs dépendances, forme une population totale de 7,841,647 habitants, desservis par 2,245 pharmaciens, soit en moyenne, pour les villes de première et de seconde classe, une pharmacie pour 3,490 habitants.

Établissons maintenant quelques comparaisons avec des villes étrangères :

Bruxelles, 1 pharmacien pour 3,750 habitants.

Anvers, 1 pharmacien pour 2,000 habitants.

Liége, 1 pharmacien pour 4,000 habitants.

Valence (Espagne), 1 pharmacien pour 12,000 habitants.

Berlin. Les pharmaciens, en Prusse, sont limités pour toute la monarchie à raison de 1 pharmacien pour 7,554 habitants.

Amsterdam, 1 pharmacien pour 10,000 habitants.

En Autriche, d'après la *Gazette de Cologne*, une pharmacie principale pour 42,000 habitants.

Nombre des pharmaciens dans les petites villes, bourgs et villages.

4. Il se trouve, en France, 1,322 villes dont le chef-lieu de canton a une population de 2 à 8,000 habitants. La population cantonale de ces 1,322 villes s'élève à 15,714,192 habitants.

5. Enfin, une population rurale dont le chef-lieu de canton est au dessous de 2,000 habitants.

La population de tous ces cantons réunis est de 13,816,920 habitants.

Total de la population des petites villes, bourgs et villages des campagnes : 29,541,112 habitants, desservis par 3,687 pharmacies, soit en moyenne une pharmacie pour 8,016 habitants.

RÉCAPITULATION.

	habit.	pharm.	
1. Paris..............	1,516,849	551	1 pour 2,752.
2. 20 villes principales..	1,689,214	498	1 pour 3,340.
3. 189 villes et cantons..	4,635,058	1,196	1 pour 3,500.
4. 1,322 petites villes et population rurale..	29,541,112	3,987	1 pour 8,016.
			Moyenne totale.
	37,382,233	5,932	1 pour 6,300.

CHAPITRE V

Du commerce en pharmacie. — Division des pharmaciens en six classes, d'après leurs d'affaires. (1)

Nous prenons le chiffre de 5,932 pharmaciens.

Que le nombre, à ce jour, soit en plus ou en moins, cela ne change rien à nos calculs.

Nous divisons les pharmacies en six classes, d'après le chiffre d'affaires de chacune.

(1) Notre calcul ne s'applique point à la vente en gros ou demi-gros des produits chimiques ou pharmaceutiques de la droguerie, de l'herboristerie, etc., mais au seul détail de pharmacie, dit au poids officinal.

Première classe.

Dans la première classe nous inscrirons les principales pharmacies des grandes villes, faisant une recette de 100 à 200 fr. par jour. Nous prenons la moyenne de 150 fr.

Nous porterons pour mémoire dans toute la France 100 pharmacies dont la recette, à raison de 150 fr. par jour, s'élève à 54,750 fr. par an, ce qui fait pour les 100 pharmacies un chiffre total d'affaires s'élevant à 5,475,000 fr.

Deuxième classe.

Nous ferons figurer dans la deuxième classe 500 pharmacies dont la recette est de 60 à 100 fr. par jour, soit en moyenne 80 fr.

Ce qui produit pour l'année une somme de 29,200 fr. pour chaque pharmacie, et pour les 500, un chiffre d'affaires s'élevant à 14,600,000 fr.

Troisième classe.

Dans la troisième classe nous mettrons 1,000 pharmacies dont la recette est de 30 à 60 fr. par jour, soit une moyenne de 45 fr.; ce qui fait pour chaque pharmacie une recette annuelle de 16,325 fr., et pour les 1,000, un chiffre d'affaires s'élevant à 16,325,000 fr.

Quatrième classe.

Dans cette classe nous mentionnerons 1,200 pharmacies dont la recette est de 20 à 30 fr. par jour, soit une moyenne de 25 fr.; ce qui produit pour chaque pharmacie un chiffre annuel d'affaires s'élevant à 9,125 fr., et pour les 1,200 pharmacies, une somme totale de 10,950,000 fr.

Cinquième classe.

Nous désignerons pour cette classe 1,800 pharmacies faisant une recette de 10 à 20 fr. par jour, soit une moyenne de 15 fr., produisant pour l'année une recette de 5,475 fr. Le total des affaires pour les 1,800 pharmacies s'élève au capital de 9,855,000 fr.

Sixième classe.

Elle est formée des 1,332 pharmacies complétant les 5,932. Nous en fixerons la recette, pour mémoire, à la somme de 5 à 15 fr. par jour; ce qui les porte à une moyenne de 10 fr. et donne pour chaque pharmacie un chiffre annuel d'affaires de 3,450 fr., et pour les 1,332 pharmacies, un capital s'élevant à 4,761,800 fr.

Telles sont nos appréciations sur le commerce général de la pharmacie, et nous croyons qu'elles ne s'écartent pas beaucoup de la vérité.

Report des recettes présumées des 5932 pharmacies de toute la France.

			Recettes.
1re classe.	100	pharmacies.	5,475,000 fr.
2e —	500	—	14,600,000
3e —	1,000	—	16,325,000
4e —	1,200	—	10,950,000
5e —	1,800	—	9,885,000
6e —	1,332	—	4,761,800
Pharmacies,	5,932	Recettes,	61,996,800 fr.

Ce qui porterait, par compensation, la recette moyenne à 10,450 fr. pour chaque pharmacie, et, en divisant ce chiffre par rapport à la population générale de toute la France, une dépense moyenne de 1 fr. 75 c. par an et par tête.

CHAPITRE VI

Détail et nature des recettes.

Nous venons de voir que la moyenne des recettes en bloc serait de 10,450 fr.

Nous allons prendre ce chiffre pour point de départ de nos calculs.

NATURE ET DÉTAIL DES RECETTES.

Nous les diviserons en quatre parties, savoir :

Recettes.............	10,450 fr.
1. Eaux minérales, médicaments spéciaux et articles divers s'y rattachant pour un tiers, (1) soit..........	3,500 fr.
2. Sangsues, herboristerie, droguerie au détail, un cinquième, soit..............................	2,000 fr.
3. Sirops, pommades, onguents, médicaments vétérinaires et autres livrés au public avec ou sans ordonnance, un quart..............................	2,700 fr.
4. Médicaments officiels du Codex délivrés sur ordonnance, pour un cinquième et une fraction........	2,250 fr.
Somme égale........	10,450 fr.

Ces détails peuvent varier et se compenser, quant à la vente, selon les pharmacies et selon les pays. Dans les villes ou dans les campagnes, certaines pharmacies font plus ou moins la consultation. Ce mode de vente remplace les ordonnances quant aux profits.

(1) D'après ces calculs, il résulterait que un tiers des affaires en pharmacie se rapporte aux spécialités, et qu'ainsi la recette générale s'élevant à 62 millions, il se vendrait pour environ 21 millions de spécialités de tous genres.

BÉNÉFICES.

Nous avons à les répartir par attribution d'article.

1. Sur les 3,500 fr. de l'article 1, Eaux minérales, médicaments spéciaux et articles analogues, nous fixerons la moyenne à 25 p. 100, soit.. 900 fr.

2. L'article 2, Sangsues, droguerie, herboristerie, sur la vente au détail, peut donner une moyenne de bénéfices de 45 p. 100 pour un capital de 2,000 fr........ 900

3. L'article 3, Pommades, onguents, médicaments composés, sirops au détail, médicaments vétérinaires ou autres sans ordonnance de médecin, une moyenne de 50 p. 100 pour un chiffre d'affaires de 2,700 fr........ 1,350

4. Médicaments officiels du Codex, magistraux ou officinaux délivrés sur ordonnance, tels que looch, potion, mixture, emplâtres, pilules, solution, pommades composées, poudres *idem*, nous estimons les bénéfices à 75 p. 100 en moyenne pour une somme de 2,250 fr............ 1,650

Total des remises.......... 4,800 fr.

Nous avons un chiffre de.............	10,450 fr.
Nous prélevons pour bénéfices........	4,800
Reste une somme de.............	6,650 fr.

déboursée pour les achats et approvisionnements de tous genres.

Les 4,800 fr. de profits réels présentent, sur les quatre services, une moyenne de 48 p. 100 environ.

Dans les 48 p. 100, sont comprises les pertes et non-valeurs résultant des crédits et méventes, que nous évaluons, pour les pharmacies de province, de 2 à 6 p. 100 par an, selon les localités.

Sans cette perte, à peu près obligatoire, la moyenne des bénéfices s'élèverait d'une façon notable pour beaucoup de pharmacies.

TABLEAU DES RECETTES BRUTES ET DES BÉNÉFICES NETS

DE CHAQUE CLASSE DE PHARMACIE.

Pharmaciens.		Recettes.		Bénéfices.
1re classe,	100	54,750 gr.	à 48 p. 100	24,100
2e —	500	29,200	—	13,400

Pharmaciens.		Recettes.		Bénéfices.
3e classe,	1,000	16,325 gr. à 48 pour 100		7,830
4e —	1,200	9,125	—	4,380
5e —	1,800	5,475	—	2,550
6e —	1,332	3,650	—	1,750

Nous ferons remarquer ici que notre calcul est établi sur des recettes moyennes afférentes à chaque classe. Nous pensons néanmoins qu'un grand nombre de pharmacies se trouvent dans des conditions de bénéfices inférieurs à ceux que nous venons d'indiquer, et que baaucoup de pharmacies n'arrivent à ce chiffre d'affaires et de bénéfices que dans l'espace de dix-huit mois et plus, selon la classe dans laquelle elles se trouvent réparties.

CHAPITRE VII

Chiffres d'affaires en pharmacie par les herboristes, officiers de santé, médecins, vétérinaires, maisons religieuses, charlatans, épiciers, confiseurs, parfumeurs, etc., etc.

Pour traiter à fond la question du commerce en pharmacie, nous devons faire ressortir combien sont préjudiciables à nos intérêts les concurrences légales et illégales des diverses professions qui se rattachent plus ou moins, par leur industrie, à l'exercice de la pharmacie.

Le recensement qui suit nous enfournit la preuve.

Les concurrences étrangères à la pharmacie sont :

1. Celles des médecins et officiers de santé qui sont autorisés à fournir des médicaments dans les communes où il n'existe pas de pharmacie. Il y a même de nombreux exemples de médecins qui font de la pharmacie là où il se trouve un ou plusieurs pharmaciens.

2. Les vétérinaires brevetés, qui, partout, fournissent des médicaments.

3. Des nombreuses communautés religieuses qui, dans la plupart de leurs maisons, tiennent à peu près officine ouverte.

4. Des homœpathes, charlatans, somnambules, dentistes, sages-femmes, herboristes, épiciers, droguistes, empyriques et autres parasites de toutes sortes.

Nos appréciations sur le chiffre d'affaires en droguerie et en pharmacie au détail vendues au public par ces diverses concurrences se divisent ainsi :

Il y a en France, d'après l'Annuaire de M. Félix Roubaud, au 1er janvier 1862 :

1. Docteurs en médecine..................	11,464
Officiers de santé......................	6,495
Total...........	17,595

En prenant pour mémoire un tiers de ces praticiens qui exercent dans les localités non pourvues de pharmaciens ou en concurrence avec eux, il en résulterait que 6,000 médecins ou officiers de santé fourniraient, soit ouvertement, soit clandestinement, des médicaments au public.

Nous pensons que la moyenne par an, des médicaments ainsi fournis, est de 1,500 fr. pour chaque médecin ou officier de santé. Ce qui, pour les 6,000, produirait un capital s'élevant à 9,000,000 fr.

2. En consultant l'Annuaire de l'école d'Alfort, nous avons trouvé 2,558 vétérinaires inscrits sur les listes officielles des préfectures.

Chaque vétérinaire breveté pouvant impunément vendre des médicaments en concurrence directe avec les pharmaciens, nous porterons en moyenne, pour chaque vétérinaire, une fourniture annuelle de 2,000 fr. Le chiffre total pour les 2,558 s'élèverait à 5,116,000 fr.

3. Quant aux communautés religieuses patronées par les curés des villes et des campagnes, nous prendrons la moyenne d'une pharmacie par canton, quoique dans le centre et le midi de la France, il est à notre connaissance que, dans certains cantons, il y a trois et quatre pharmacies tenues par des religieuses.

Nous avons en France 2,847 cantons ; en prenant pour mémoire une moyenne de 3,000 fr. de vente par an pour chaque pharmacie, nous trouverons pour les 2,847 un chiffre d'affaires de 8,550,000 fr.

4. Pour les homœopathes, charlatans, dentistes, épiciers, parfumeurs, confiseurs, empyriques, enfin tous les concurrents de contrebande dont le nombre est incalculable, nous prendrons une moyenne de 50 à 60,000 fr. de pharmacie-droguerie par département, soit 1,500 à 2,000 fr. par canton.

Ce calcul nous fournirait un chiffre d'environ 5,500,000 fr.

5. Il y a à Paris 292 herboristes en exercice légal. Le nombre des herboristes est jusqu'à présent peu considérable. Nous en trouvons dans les grandes villes et quelques-uns dans les petites villes et les campagnes.

Nous le fixerons, pour mémoire, à 1,200 pour toute la France, Paris formant le quart du nombre. En supposant une recette moyenne de 1,500 fr. par an pour chaque herboriste, ce serait un chiffre total de 1,800,000 fr.

RÉCAPITULATION.

1.	Médecins et officiers de santé.......	9,000,000 fr.
2.	Vétérinaires brevetés..............	5,116,000
3.	Communautés religieuses...........	8,550,000
4.	Concurrences diverses.............	5,500,000
5.	Herboristes........................	1,800,000
	Chiffre total.............	29,966,000 fr.

Total, vingt-neuf millions neuf cent soixant-six mille francs, que, pour la facilité de nos calculs, nous porterons à trente millions.

En faisant rentrer dans les attributions de la pharmacie la vente exclusive de tous les médicaments, nous obtiendrons :

Recettes actuelles de la pharmacie légale....	62,000,000 fr.
Idem. de la pharmacie illégale....	30,000,000
Total.............	92,000,000 fr.

Cette somme de 92 millions, répartie sur 6,000 pharmacies produirait une recette de près de 15,500 fr. par an pour chacune. Les bénéfices augmentant dans la proportion des recettes et le nombre des pharmaciens se trouvant limité et réparti, les pharmacies produiraient, d'après ce chiffre de vente, un profit brut de 7 à 8,000 fr.

Cette augmentation d'émoluments relèverait promptement la profession et procurerait à tous les pharmaciens une modeste aisance qui leur permettrait d'employer leurs loisirs à l'étude des sciences et les placerait dans une position sociale plus digne et plus respectée.

CHAPITRE VIII

Frais et entretien d'une pharmacie.

Tout pharmacien, pour son instruction scolaire, son apprentissage (stage), les droits de diplôme, dépense, dans l'espace de sept à huit ans, une somme *minimum* de 8 à 10,000 fr.

En possession de son diplôme, il s'établit soit en créant une pharmacie, soit en l'achetant toute formée.

Dans le premier cas, aux 8 ou 10 mille francs déjà déboursés, il doit ajouter une somme à peu près égale pour organiser une pharmacie moyennement pourvue de marchandises et de matériel. Dans le second cas, il la paye proportionnellement à sa valeur, et habituellement, dans les deux premières classes, deux fois environ le chiffre des recettes.

On nous accordera sans peine qu'il doit prélever sur ses bénéfices l'intérêt des dépenses scolaires et celui de la mise de fonds. Nous allons analyser en détail les charges de la profession.

1re classe. Une pharmacie de première classe, faisant environ 50,000 fr. de recettes serait d'une valeur moyenne de 100 à 125,000 fr.; le bénéfice brut de 24,000 fr.

Le pharmacien l'ayant achetée 120,000 fr. aurait à payer :

1. Intérêts de 120,000 fr.	6,000 fr.
2. Intérêts de frais scolaires	500
3. Loyer à Paris	3,600
Impôts, patente, etc	600
4. Éclairage et chauffage, 3 fr. par jour	1,000
5. Deux élèves, l'un de 1,200 l'autre de 800 fr.	2,000
6. Un homme de peine et une servante	1,000
7. Nourriture du pharmacien et de ses quatre employés à 50 fr. par mois pour chacun	3,000
8. Frais imprévus	300
Total	18,000 fr.

de dépenses obligatoires.

Les bénéfices étant de	24,000 fr.
il resterait un excédant des recettes sur les dépenses de	6,100 fr.

Les 6,100 fr. de bénéfices serviraient aux frais d'entretien de la famille et pour amortir le capital.

2e classe. Une pharmacie de cette classe, faisant en moyenne une recette annuelle de 30,000 fr., serait d'une valeur de 50 à 60,000 fr. Les bénéfices pourraient être évalués à 13,400 fr.

Les charges se répartiraient ainsi :

Intérêts du capital	3,000 fr.
Intérêts des frais scolaires	500
Loyer à Paris	3,400
Impôts, patente	500
Eclairage et chauffage	1,000
Un élève	1,000
Un domestique ou une servante	500
Nourriture du pharmacien et de ses deux employés	2,000
Frais imprévus	200
Total des frais	12,100 fr.

Il resterait un bénéfice net de 1,300 fr. pour ses frais d'entretien et ceux de sa famille, et pour amortir le capital.

3e classe. Une pharmacie de troisième classe, faisant une recette d'environ 16,000 fr., se paierait 24,000 fr.

Les bénéfices, calculés sur 7,830 fr., les frais se règleraient ainsi :

Intérêts du capital	1,200 fr.
Intérêts scolaires	500
Loyer à Paris	3,000
Impôts, patente	400
Éclairage et chauffage	800
Un élève	800
Un jeune domestique ou une servante	400
Nourriture du pharmacien et de ses deux employés	1,800
Frais imprévus	100
Total des dépenses	9,000 fr.
Les bénéfices étant de	7,830 fr.
les frais, à Paris, dépasseraient les bénéfices de	1,170 fr.

Il n'y aurait pas moyen de penser à l'amortissement. Le pharmacien, pour faire face à ses affaires, est donc obligé de vivre dans une gêne extrême.

4e classe. En descendant aux chiffres d'affaires de cette classe, les pharmaciens ne trouvent des acquéreurs qu'au prix d'une fois (rarement au-dessus) le chiffre annuel des recettes.

Une pharmacie, y compris toutes les marchandises et le matériel, se paierait, à Paris, 10 à 12,000 fr., les bénéfices étant de 4,380 fr. sur un chiffre de recettes de 9,125 fr.

FRAIS ET ENTRETIEN.

Intérêts du capital	600 fr.
Frais scolaires	500
Loyer à Paris	2,500
Impôts	250
Éclairage et chauffage	500
Élève	»»
Jeune domestique ou une femme de ménage	300
Nourriture du pharmacien et de son employé	1,200
Frais imprévus	50
Total des dépenses forcées	5,900 fr.
Les bénéfices étant de	4,380 fr.
les dépenses excéderaient les profits de	1,520 fr.

Le prix élevé des loyers et les dépenses de tous genres ne permettent pas aux pharmaciens de cette classe, malgré toute l'économie possible, de suffire au plus strict nécessaire.

Cinquième et sixième classes.

Ces deux dernières classes ont à supporter, dans les grandes et moyennes villes, des charges telles que les titulaires ne trouvent à aucun prix à céder leur pharmacie, et, s'ils n'ont pas d'autres ressources, ils vivent dans un état de misère permanent et complet.

Quant aux pharmacies situées dans les petites villes, les bourgs et les campagnes, la plupart sont rangées dans les cinquième et sixième classes.

Leur produit procure aux pharmaciens des positions d'une modeste aisance, les loyers étant de moitié ou des deux tiers moins élevés que ceux des grandes et moyennes villes.

Nous ajouterons que, par l'effet du grand nombre de concurrences qui se sont établies depuis vingt-cinq à trente ans, les pharmaciens, pour la plupart, ont été forcés de joindre à la pharmacie quelque autre branche de commerce.

En résumé, les pharmacies des grandes et moyennes villes, dont les recettes sont au dessous de 20,000 fr., et, partout ailleurs, les pharmacies qui font moins de 10 à 12,000 fr. de recettes ne peuvent suffire à assurer une existence honorable à leurs titulaires.

Notre travail, comme on le verra plus loin, a pour but de relever la pharmacie de sa décadence par une augmentation de recettes que, d'après nos calculs, nous évaluerons à :

30 à 40,000 fr. dans les grandes villes ;

20 à 30,000 fr. dans les villes de second ordre ;

10 à 20,000 fr. partout ailleurs.

CHAPITRE IX

De la valeur vénale des différentes classes de pharmacies.

Une des preuves les plus incontestables de la décadence de la pharmacie est la dépréciation successive des prix de vente.

Il y a cinquante ans, les pharmacies, moins nombreuses et mieux réparties que de nos jours, étaient recherchées par les pharmaciens de cette époque, qui préféraient acheter une pharmacie plutôt que de s'établir en concurrence.

A dater de la mise en vigueur de la loi de germinal, les garanties d'instruction du pharmacien ont toujours suivi les progrès de la science enseignée dans les écoles supérieures et secondaires. L'exercice de la pharmacie est allé au rebours. Le chiffre des affaires et les prix de vente ont diminué de plus en plus en affaiblissant les ressources matérielles et la considération sociale des pharmaciens.

Toutes les professions commerciales, les établissements des marchands de tous les genres, boutiquiers et autres, ont augmenté, doublé, quelquefois quintuplé leur valeur vénale ; et quiconque veut céder sa maison de commerce trouve promptement acquéreur pour un prix convenable.

Le pharmacien, dans son esclavage, reste seul à l'écart ; il attend des années pour se débarrasser à vil prix de son officine. Plusieurs sont morts sans avoir pu procurer quelque liberté à leurs vieux jours.

D'où vient donc cette énorme difficulté? Il est plus facile de vendre un fonds de commerce quel qu'il soit, une charge d'officier ministériel, que de vendre une pharmacie.

Le marché, pour tout autre fonds, n'implique d'autre condition que celle de payer le prix convenu; pour les offices ministériels, que celle de faire agréer sans autre formalité l'acquéreur par le parquet et la chambre syndicale.

Mais la pharmacie se trouve, elle, dans des conditions tout exceptionnelles. Non-seulement sa valeur est dépréciée, mais sa vente n'est sérieuse et valable que lorsque le successeur est lui-même pharmacien en titre.

Que l'on nous permette quelques réflexions ayant pour objet de prouver le peu de sollicitude de l'administration pour la santé publique.

Les marchands de vin, les cabaretiers, cafetiers et divers autres métiers placés sous la surveillance directe de la police ne peuvent ouvrir un débit quelconque qu'après avoir obtenu l'autorisation du préfet.

Par mesure de sûreté publique, cette autorisation est refusée quand, sur l'avis des maires, il n'y a pas de nécessité pour qu'une concurrence soit créée à celles existantes, lorsque les besoins du pays ne le comportent pas.

En pharmacie, quiconque est diplômé peut s'établir en concurrence partout où il le juge à propos. Un ignorant herboriste peut impunément se placer près d'une pharmacie et lui faire une concurrence désastreuse; l'autorité n'intervient jamais. Comme si la santé publique, le plus précieux de tous les biens, devait être à la merci des concurrences arbitraires de tous genres.

Pourquoi la médecine et la pharmacie ne seraient-elles pas protégées au même titre que les intérêts des particuliers et ceux de la fortune publique dans les charges des notaires, avoués, huissiers, agents de change, etc. Ces professions ne sont-elles pas réglementées par rapport à la population, et la concurrence des officiers ministériels soumise, quant aux honoraires, à des tarifs uniformes.

Espérons que le gouvernement relèvera enfin la pharmacie de la triste situation où elle est placée, et que nos successeurs n'auront rien à envier à l'admirable organisation de la pharmacie qui fait le plus grand honneur aux puissances du nord et du midi de l'Europe.

Les pharmacies ayant depuis quarante ans perdu de plus en

plus de leur valeur, nous croyons être dans le vrai en la fixant approximativement comme il suit :

VALEUR ACTUELLE.

	Nombre.		Prix.	Total.
1re classe.	100	pharmacies à	100,000 fr.	10,000,000 fr.
2e —	500	—	50,000	25,000,000
3e —	1,000	—	24,000	24,000,000
4e —	1,200	—	12,000	14,500,000
5e —	1,800	—	5,500	10,000,000
6e —	1,332	—	3,650	4,900,000
Pharmacies,	5,932		Prix,	88,400,000 fr.

88,400,000 fr. divisés par 5,932, soit une moyenne de 14,800 fr. pour chaque pharmacie.

Nous avons fixé une année de recettes pour celles de cinquième et de sixième classe. Nous les estimons à la valeur du matériel en partie usé et des petits assortiments de marchandises qui se trouvent dans les fonds de boutiques.

Nous faisons ressortir ce détail de la valeur de toutes les pharmacies de France afin d'établir que le capital d'une des moyennes lignes de chemins de fer est de beaucoup supérieur à celui de tous nos établissements réunis.

Si nous mettions en parallèle le prix des pharmacies, comparé à la valeur d'un office de notaire, dont le nombre est à peu près équivalent, nous voyons avec regret une énorme différence. La meilleure pharmacie de Paris ne vaut pas le prix de l'étude la moins achalandée de la capitale.

Il en est de même partout en France; les études de notaires ont augmenté de valeur quand les pharmacies sont descendues à vil prix. Cela tient à une seule cause : la limitation et la répartition en faveur des officiers ministériels.

L'anarchie, le désordre, la concurrence ont précipité la ruine de la pharmacie.

CHAPITRE X

De la concurrence illégale en pharmacie.

Lors de la discussion de la loi de germinal, il fut question d'établir un tarif légal du prix des médicaments, dont chaque pharmacien devait placer un tableau indicatif dans l'intérieur de son officine.

Cette mesure fort sage et d'intérêt public ne reçut aucune application, et l'anarchie se perpétua dans les prix des médicaments.

La concurrence en pharmacie est, à notre avis, immorale et nuisible à la santé publique.

La concurrence ne doit être que la perfection d'un produit, quant à sa préparation, sur des produits identiques. C'est l'émulation et l'encouragement de bien faire.

Les concurrences loyales sont appréciées et récompensées dans les grandes expositions nationales par des jurys compétents et placent les producteurs en première ligne de recommandation commerciale.

Les concurrences ont progressé, soit en bien, soit en mal, et les mauvaises ont inventé la fraude et avili les prix dans toutes les branches de l'industrie.

Les mauvaises concurrences se produisent dans toutes les positions sociales sous des formes diverses. Nous n'avons point à les examiner, mais à nous occuper de celles relatives à la pharmacie.

La concurrence en pharmacie est légale ou illégale. Nous allons aborder cette dernière et renvoyer la concurrence légale au chapitre suivant.

Les concurrences illégales sont nombreuses; par mesure d'intérêt public, il serait nécessaire de les interdire.

Les concurrences illégales portent le même préjudice à la pharmacie que les contrefaçons à l'industrie privée. Tout inventeur breveté a le droit de faire saisir et poursuivre devant les tribunaux en dommages-intérêts les contrefaçons qui lui sont préjudiciables.

Pourquoi les pharmaciens, qui ont un titre spécial ou brevet pour exercer leur profession, qui paient patente pour être protégés par la loi, ne le sont-ils pas contre les concurrences illégales?

Est-ce que les gardes champêtres ne verbalisent pas contre tous les délits ruraux? Est-ce que les commissaires de police ne dressent pas d'office procès-verbal contre toute infraction à la police des villes et des campagnes?

Si les concurrences illégales sont nuisibles à nos intérêts, la mansuétude des pharmaciens ne doit pas souffrir une atteinte aussi grave à leur propriété. Il est de notre droit et de notre devoir de nous plaindre directement au parquet de notre ressort et de lui signaler sans crainte toutes les illégalités. Le serment que, dans l'intérêt de la santé publique et de la morale professionnelle, nous avons prêté, ne doit-il pas être un motif pour faire respecter nos minces priviléges? Nous répétons ce que nous avons dit ailleurs : il s'agirait de prendre l'initiative et, soldats de la même cause, de nous unir collectivement pour poursuivre directement, au besoin devant les tribunaux, toutes les concurrences illégales. Les dommages-intérêts seraient versés dans une caisse commune dont le siége serait à Paris, et qui, à l'occasion, viendrait en aide à tout confrère lésé. Une mince cotisation de vingt-cinq à cinquante centimes par mois nous paraîtrait suffisante pour soutenir la défense de nos droits devant toutes les juridictions.

Malheureusement l'isolement dans lequel nous nous trouvons et le peu de confraternité entre pharmaciens d'un même pays ont fait obstacle jusqu'à ce jour à une entente générale.

Nous ne doutons pas que tous les pharmaciens de France ne s'associent avec empressement pour une œuvre aussi avantageuse aux intérêts de tous et à la dignité professionnelle.

Jusqu'à présent, quelques rares confrères, sur divers points de la France, ont déféré devant les tribunaux des maisons religieuses exerçant illégalement la pharmacie.

Un pharmacien qui se porte partie civile et demande des dommages-intérêts se fait un grand tort. Le public n'est jamais disposé à lui donner raison ; il ne voit qu'une vexation, une vengeance, une secrète jalousie de métier dans une concurrence fort peu préjudiciable. Ne faut-il pas, dit le public, que tout le monde vive ?

Notre confrère, avec les meilleurs droits du monde, perd dans la considération de ses concitoyens, qui dénigrent et blâment ouvertement sa conduite. Aussi y regarde-t-il à deux fois avant de se plaindre ; et s'il persiste à demander justice, quand il l'obtient, il n'est jamais dédommagé de tous ces embarras, tant les dommages-intérêts sont dérisoires ; il regrette d'être allé si loin.

La concurrence condamnée paie les frais et l'amende, et recommence de plus belle, excitée et soutenue par le sentiment public, ou se met en règle, s'il le faut, à l'aide d'un prête-nom.

Il n'en serait pas ainsi si le comité de Paris se portait partie civile ; le pharmacien plaignant ne serait pas même en cause et ne paraîtrait dans l'affaire que comme témoin à charge.

Nous soumettons donc à nos confrères cette proposition parfaitement légale. Il serait à désirer que la Société de prévoyance des pharmaciens de la Seine voulût bien associer à son institution tous les pharmaciens de France, soit comme membres honoraires, soit à titre de membres participants.

Nous avons eu dans le temps connaissance d'un jugement pour contravention à l'exercice de la pharmacie par les sœurs de charité de La Réole.

Ce jugement fort judicieux, qui fut rendu sous la Restauration, contenait le dispositif suivant :

« Attendu que les prévenues doivent par leur vertu donner l'exemple de la soumission aux lois, le tribunal leur fait défense de continuer l'exercice de la pharmacie »

Ce jugement peut être invoqué à l'occasion.

CHAPITRE XI

Les concurrences légales que les pharmaciens se font entre eux sont funestes et déplorables.

Les concurrences illégales nuisent aux intérêts matériels de la profession, mais les concurrences légales nuisent à ses intérêts moraux et à sa considération professionnelle.

Nous allons exposer en toute sincérité ce que nous pensons des concurrences légales : celles entre confrères et celles que nous font les médecins.

Dans toutes les localités desservies par plusieurs pharmaciens, la concurrence s'exerce sur le prix des médicaments. Il en est de même entre pharmaciens de communes limitrophes. Le public trouve donc presque toujours, d'une officine à l'autre, une différence de prix plus ou moins grande.

Cette différence est parfois tellement exagérée qu'elle porte un grave préjudice à tous les pharmaciens, nuit à leur réputation, les déconsidère aux yeux du public qui suppose toujours, comme certains tribunaux l'ont interprété, que nos bénéfices sont illicites.

Il ne devrait pas en être ainsi. Les médicaments, uniformément préparés, devraient être vendus un prix uniforme.

Les notaires, avoués, huissiers ont un tarif, qui est le même pour tous dans le ressort du Tribunal et de la Cour d'appel. Si les prix en pharmacie étaient réglementés, la considération du pharmacien serait toute différente : la confiance publique et la santé des malades y gagneraient aussi.

Dans l'exercice de notre longue carrière, nous avons observé les faits les plus choquants de concurrences déloyales. Nous allons, entre plusieurs, en citer deux ou trois. Nos lecteurs jugeront.

Il y a quelques années, dans une ville de 15,000 habitants, où il se trouve 6 pharmaciens, une personne de notre connaissance ayant un parent malade fit exécuter chez un de nos confrères la formule suivante :

Sulfate de quinine, 1 gramme 50 centigr.
Extrait thébaïque, 0 — 20 —
pour 20 pilules.

Le pharmacien vendit les 20 pilules 3 fr. 50 c. et rendit l'ordonnance.

L'ordonnance, renouvelée à quelques jours de distance chez un autre confrère, ne fut payée que 2 fr.

D'où venait cette différence de 1 fr. 50 c. ?

Les pilules, nous disait le malade, avaient bien la même grosseur ; mais, pas plus que nous-même, il ne pouvait se rendre compte de la différence énorme du prix d'une pharmacie à l'autre.

Nous ne pouvions, sur une question aussi délicate, nous prononcer ni pour l'un, ni pour l'autre confrère. Ils avaient, nous n'en doutons pas, exécuté consciencieusement l'ordonnance.

Le premier pharmacien avait vendu les pilules le prix ordinaire. Le deuxième pharmacien, pour nuire à son confrère, n'avait-il pas le droit de livrer les pilules à prix coûtant ou réduit ?

Nous n'avons point à supposer la fraude ou la substitution, ce serait mettre en cause la conscience du pharmacien. Nous ne pouvons que nous affliger de ce que le public doit penser du prix des médicaments.

Ces prix sont, en effet, arbitraires, et il est d'autant plus facile d'abaisser les prix, pour ainsi dire sans limite, qu'on peut presque impunément, dans les médicaments composés, substituer à une substance chère une autre d'un moindre prix, ou bien encore en diminuer la dose prescrite.

Nous citerons un deuxième exemple.

M. B..., médecin à M..., avait prescrit à un malade un liniment ainsi composé :

Huile d'amandes douces camphrée, 125 gr.
Acétate de morphine, 1 —

Un pharmacien vend le liniment 4 fr. 50 c. et garde l'ordonnance.

Trois ou quatre jours après, le malade envoie chez un autre pharmacien le flacon portant l'étiquette de liniment. Le confrère, en le flairant, devine que le flacon contenait de l'huile camphrée. Il en donne 125 grammes ; prix : 1 fr. 25 c. Différence, 3 fr. 25 c.

Le premier pharmacien avait vendu à crédit le liniment. Le malade, après guérison, étant venu pour payer, se refusa à donner 4 fr. 50 c. pour un médicament que le deuxième pharmacien avait vendu 1 fr. 25.

Le débiteur dénigra notre confrère, répétant en tous lieux qu'il avait chez l'un, pour 1 fr. 25 c., ce que l'autre vendait 4 fr. 50 c.; que tous les médicaments de cette pharmacie étaient vendus à des prix scandaleux. De là, procès. Le pharmacien, ayant conservé l'ordonnance, eut gain de cause, mais sa réputation se trouve, bien à tort, ternie dans l'opinion publique.

Un dernier fait à l'appui des précédents.

Un vétérinaire avait prescrit, pour un cheval, un topique qui fut préparé chez le pharmacien. Ce topique valait 3 fr. Le vétérinaire, qui s'entendait avec le client contre le pharmacien, avait dit que le médicament coûterait 1 fr. 50 c.

Le pharmacien ayant demandé 3 fr., le client refusa de prendre le médicament. Le pharmacien se vit dans la nécessité d'appeler en concilation son client, qui fut condamné à payer les 3 fr.

Mais le client ne s'en tint pas là ; il répéta dans tout le pays qu'il fallait marchander chez le pharmacien ; que celui-ci avait voulu lui vendre au prix de 10 fr. ce que la justice avait taxé à 3 fr.

Il n'y avait pas de preuves que le pharmacien avait eu la prétention de vendre le médicament 10 fr. L'affirmation du client valait en justice celle du pharmacien. Il en résulta que le public, toujours mauvais juge dans ce qu'il ne peut apprécier, fit à notre confrère la réputation de vouloir vendre certains médicaments à des prix énormément exagérés.

Les faits que nous venons de rapporter se présentent sous différentes formes dans toutes les pharmacies et font sentir de plus en plus la nécessité d'un tarif officiel du prix des médicaments. Ne voyons-nous pas fort souvent les médecins jouer le même rôle que le vétérinaire en initiant le public aux prix courants de pharmacie et être de tous points contraires aux intérêts des pharmaciens.

La concurrence du prix des médicaments est déplorable entre confrères.

Pourquoi ne pas suivre l'adage : L'union fait la force.

Mais, tout au contraire, ils pratiquent cet autre : La désunion fait la ruine.

Nous voyons des confrères raisonner très-faussement en disant le débit fait le profit.

Cela est vrai dans les grandes villes ; mais partout ailleurs, la vente à prix réduit n'augmente pas le débit, on n'achète des médicaments que par nécessité, et le bénéfice sur la vente doit être suffisamment rémunérateur pour permettre au pharmacien de vivre honnêtement dans l'exercice de sa profession.

CHAPITRE XII

Exemples historiques des vicissitudes éprouvées par des confrères de Paris et de la province, par l'effet des concurrences et de l'anarchie dans la limitation et la répartition des pharmacies.

Puisque nous sommes en train de raconter les doléances et les misères de notre profession, nous saisirons l'occasion de faire connaître les revers lamentables éprouvés par un de nos plus honorables confrères de Paris, que nous ayons connu, et faire ressortir par son histoire l'énorme différence de position entre le pharmacien et le notaire.

En 1817, MM. B...., frères, étant sortis de pension, furent placés dans un collége de Paris. L'aîné fit de bonnes études et obtint le grade de bachelier.

Son père, propriétaire aisé, habitant dans un département voisin de la capitale, le destina à la pharmacie. M. B...., était studieux et aimait les sciences. Reçu pharmacien en 1825, il traita, au prix de 70,000 fr., d'une bonne pharmacie de Paris dont il était le premier des trois élèves.

La famille fut enchantée de cette position : à peine installé, la mauvaise fortune se déclara. Un herboriste, ex-infirmier militaire, ouvrit une boutique contiguë à sa pharmacie. On ne s'inquiéta pas de cette petite concurrence. Six mois plus tard, une pharmacie fut créée à peu de distance de celle de M. B... En moins de trois ans, quatre pharmacies nouvelles se fixèrent dans le quartier.

Notre confrère, intelligent, laborieux, économe, se vit obligé de renvoyer un élève. Au bout de deux ans, il se contenta d'un seul. A la fin de la quatrième année il ne put occuper qu'un homme de peine. A la suite des événements de 1830, la clientèle de M. B... avait disparu malgré tout son zèle et son aptitude. Le commerce devint tellement funeste pour notre confrère qu'il se trouva successivement réduit aux plus minces ressources et aux plus dures privations. Sa misère le conduisit au tombeau après douze ans d'exercice, laissant une veuve et trois enfants dans l'indigence. A cette vie et à sa fin cruelle et prématurée, nous allons, en peu de mots, comparer celle de son frère.

M. B... jeune se dégoûta promptement du collége, où il avait à peine effleuré le latin.

Placé comme clerc amateur chez un notaire de province, il en devint le successeur au prix de 30,000 fr.

Le notariat lui fut heureux. M. B... exerça 24 ans, gagna près de 200,000 fr. et revendit sa charge 100,000 fr.

A l'inverse de son frère obligé de renvoyer ses élèves, le notaire augmentait le nombre de ses clercs.

M. B.. resta notaire honoraire, parvint aux premières dignités municipales et vécut riche et considéré.

Que penser de ce contraste des deux frères qui, partis d'un même point, arrivent à des résultats si opposés : pour l'un honneurs et fortune, pour l'autre afflictions et misère.

Le notaire avait pour lui une seule faveur, le monopole résultant de la limitation, qui excluait toute concurrence.

Le pharmacien capable et instruit subissait toutes les étapes d'une affreuse destinée.

Le matériel de la pharmacie fut vendu à des brocanteurs et il n'en fut plus question.

Quand un officier ministériel meurt, c'est le tribunal qui se charge de la vente de son office et il revient toujours une forte part du prix aux héritiers.

Deuxième exemple.

Entre un nombre infini d'exemples de destinées de nos confrères des villes et des provinces, nous choisissons le suivant pour faire ressortir plus fortement l'urgente nécessité de limiter et répartir les pharmacies.

M. C... obtint, en 1828, le titre de pharmacien dans une école spéciale.

Il vint se fixer dans une petite ville de près de 4,000 habitants, chef-lieu d'un canton populeux d'un de nos départements du centre, et il y fut accueilli par les démonstrations les plus sympathiques des habitants, qui se trouvèrent très-satisfaits de posséder enfin une pharmacie, seule branche de commerce qui leur manquait.

La pharmacie de notre confrère fut promptement achalandée, les frais de loyer et les dépenses de tous genres, fort peu élevées dans cette partie de la France, permirent à M. C... de réaliser quelques économies.

Simple dans ses goûts et dans ses habitudes, content des affaires, l'avenir lui faisait entrevoir une position heureuse, considérée et indépendante, il se maria non pour de l'argent, mais d'après son inclination.

Vers la fin de la cinquième année de son exercice il put, sur les bénéfices, acheter une maison au prix de 7 à 8,000 fr.

L'opinion publique qui, ne comptait pas avec notre confrère, lui attribuait des profits superbes.

C'est un bon état, disait-on de toutes parts, M. C... gagne ce qu'il veut; pour les uns c'était 5 à 6,000 fr. par an, d'autres, plus exaltés, allaient jusqu'à 7 et 8,000 fr.

C'est ainsi que, par des calculs erronés, l'on sort de la vérité et que l'erreur est la mère des déceptions.

La réputation de notre confrère excita la convoitise. Un petit bourgeois s'empressa, dès 1829, de rêver pour son fils, sortant alors du collége, une position aussi brillante. Le jeune homme fut mis en stage chez un pharmacien, au chef-lieu du département, et après un séjour de deux ans comme élève dans une grande ville, il se fit recevoir par un jury, en 1836.

Notre jeune confrère, prenant au sérieux les renseignements exagérés sur les profits de C... et en vertu de cette maxime : Quand il y en a pour un, il y en a pour deux, s'établit en concurrence.

A dater de ce moment la réputation de la pharmacie périclita et perdit tout son prestige : les recettes, restreintes aux besoins du pays, ne s'augmentèrent pas, la clientèle se partagea, et les 3,000 fr., maximum des bénéfices d'un seul, se trouvèrent réduits, par la diminution des prix, de 20 à 25 p. 100, de telle sorte que nos deux confrères durent se contenter d'un gain de 1,000 à 1,200 par an pour chacnn.

Quand une concurrence qui s'est établie croyant bien faire (et l'on a toujours bonne opinion de son entreprise) ne trouve à partager que d'aussi minces bénéfices, les deux confrères devraient au moins avoir le bon esprit de s'entendre, et au lieu de diminuer les profits de 20 à 25 p. 100 sur des ventes forcées que le bas prix ne saurait faire augmenter, il serait de leur intérêt commun d'élever au contraire les prix de 25 à 30 p. 100 et de porter à 5 ce que l'on donnait pour 4, plutôt que de le descendre à 3. Cet arrangement nous paraîtrait équitable et l'on pourrait alors dire avec raison, quand il y en a pour un, il y en a pour deux.

Est-ce que l'État, pour faire face à ses charges, ne frappe pas d'un impôt plus élevé les contribuables pour mettre les recettes en équilibre avec les dépenses.

Les pharmaciens devraient suivre ce sage exemple plutôt que de se réduire à une gêne extrême en se déconsidérant par une concurrence quelquefois suspecte dans la réduction exagérée des prix.

Il n'y a pas moyen de vivre honorablement avec d'aussi maigres ressources, l'on descend au niveau des ouvriers et, en prenant leurs habitudes, on devient leur égal au point de vue de l'opinion publique.

Les ouvriers fraternisent et se rendent de mutuels services, les pharmaciens, les médecins, qui devraient leur donner l'exemple de la concorde, se jalousent et se dénigrent.

Nos deux confrères, n'ayant pas eu l'intelligence de s'entendre se virent obligés pour vivre de joindre à la pharmacie des articles d'épicerie, de confiserie, des pâtes alimentaires, de la parfumerie, etc., de 1836 à 1851, pendant une période de 15 ans, tous les gains de leur commerce agrandi furent à peine suffisants pour les faire vivre du strict nécessaire.

En 1852, notre confrère C. comptait 24 ans d'exercice, sa

santé, altérée par le séjour forcé du cloître phamaceutique, lui fit désirer un successeur, afin que, en cas de décès, il pût laisser à sa veuve une mince ressource pour sa vieillesse. En 1853, le hasard lui procura un pharmacien reçu depuis peu par un jury.

Le prix de sa pharmacie, marchandise, matériel et clientèle, fut fixé verbalement pour le tout à 10,000 francs, ou une rente viagère de 650 francs sur la tête de C... et de sa femme au choix de l'acquéreur.

Notre confrère s'estimait heureux, nous disait-il, de pouvoir se retirer dans un village, riche de 1,200 francs de rente après 25 ans d'exercice.

Il n'était pas au bout de ses tribulations et la pharmacie, dans la personne de C..., devait éprouver d'autres déboires.

Le futur successeur recommandé à un médecin de la ville alla lui faire visite et lui demander conseil.

Le docteur lui dit, vous avez fait un mauvais marché, l'acte n'est pas signé ; vous devez vous dédire.

C... est vieux et malade, il ne peut vivre longtemps, en lui succédant vous êtes obligé de restaurer la pharmacie et de faire d'énormes réparations à la maison qui est dégradée. Vous ne dépenserez pas moins de 7 à 8,000 francs pour ces divers travaux.

Croyez à mon expérience et suivez mes avis : louez à bon compte sur la place une maison dont la boutique toute neuve appartient à un de mes clients ; vous y organiserez votre pharmacie et vous dépenserez beaucoup moins que pour restaurer et refaire à neuf la maison de C...

Comptez au surplus sur mon appui pour achalander votre pharmacie.

Le conseil fut suivi de point en point : au bout de quatre mois la petite ville de .... avait trois pharmaciens en concurrence de misère.

Notre confrère C... qui, à ses débuts, avait été l'objet de la sympathie et de l'estime publique et n'avait jamais démérité vis-à-vis de ses concitoyens, éprouva dans sa longue carrière toutes les tribulations, toutes les déceptions, tous les embarras de la gêne et du malheur. Il mourut, en 1855, laissant sa veuve sans enfants et dans un état voisin de l'indigence; il n'eut pas même un herboriste pour successeur.

Nos deux confrères survivants recueillirent la pauvre clientèle de C... et comprirent enfin qu'il valait mieux, dans leur intérêt, s'entendre en relevant les prix, que de se faire la guerre à leurs dépens. N'avaient-ils pas le droit d'améliorer leur très-précaire position.

Ils prirent donc des arrangements qui ne furent qu'éphémères.

En 1856, un vétérinaire, diplômé dans une école, vint se fixer dans la ville. Il s'assura par abonnement la fourniture des médicaments à tous les animaux des principaux propriétaires et éleveurs du canton et des pays voisins.

La pharmacie vétérinaire offrait quelques ressources à nos confrères; des empiriques, des panseurs de bestiaux, un maréchal expert du voisinage ordonnaient souvent des drogues. Cette partie de la clientèle de nos confrères fut réduite à peu de chose par le zèle du médecin vétérinaire, leur égal, pour la vente des médicaments.

Ce n'est pas tout. En 1858, une calamité nouvelle vint affliger nos deux confrères. La ville possédait une maison de refuge destinée à loger quelques vieillards. Une circulaire ministérielle invitait les administrations des bureaux de bienfaisance à vendre leurs immeubles pour en placer le prix en rentes sur l'État, afin d'augmenter leurs revenus.

Les ressources des pauvres, par l'effet de cette vente, se trouvèrent à peu près doublées; des dons en argent, offerts par des âmes charitables, permirent de fonder un hôpital pour les malades de la ville et des environs.

La direction de l'hospice fut remise à des religieuses. L'une d'elles, qui possédait des connaissances en pharmacie, fut chargée de diriger celle que venait de créer l'administration.

Cette maison charitable, patronée par le clergé des environs, voit les clients affluer à la pharmacie de l'hôpital et délaisser celles des pharmaciens de la ville.

Tout ce trafic est illégal; il ruine nos confrères. Mais les religieuses ne sont pas tenues, sans doute, de donner l'exemple de la soumission aux lois.

L'autorité locale qui les favorise s'assurera au besoin de la garantie d'un prête-nom. Quelle est la position de nos confrères ? n'est-elle pas digne de commisération ? Le courage et la résignation n'y feront rien, si ce n'est à perpétuer leur misère.

L'iniquité légale triomphera, la pharmacie des religieuses anéantira celles de nos confrères. En changeant de résidence la loi ne saurait les garantir de semblables concurrences. Ils végéteront et vivront de douleurs et d'extrême indigence, leurs officines, ruinées, disparaîtront, et à leur place quelque honnête savetier viendra édifier sa modeste échoppe.

Ces tristes et affligeants détails prouvent jusqu'à la dernière évidence l'extrême décadence de la pharmacie qui, ne peut être régénérée que par de nouvelles institutions légales qui, par la limitation et la répartition, placeront pour l'avenir notre profession dans une situation plus prospère et mieux considérée.

CHAPITRE XIII

Le défaut d'une taxe officielle des médicaments est nuisible aux intérêts et à la considération des pharmaciens.

Nous quitterons les infortunes professionnelles et nous dirons quelques mots de la considération sociale des pharmaciens qui, par un long et honorable exercice, sont enfin parvenus à une modeste aisance.

La considération et l'estime publiques étaient toujours autrefois le lot du pharmacien. Les apothicaires trouvaient dans l'exercice de leur profession l'honneur et les profits dont nous ne sommes plus favorisés depuis longtemps.

Les mémoires d'apothicaires sont aujourd'hui tout différents, et les confrères qui, depuis la loi de germinal, sont parvenus à la fortune ou à l'aisance sont en bien petit nombre, comparés à ceux d'autrefois. Les uns doivent cette position à la spéculation des médicaments spéciaux, les autres à des chances diverses.

Les médicaments spéciaux ont fait la fortune de quelques inventeurs. Mais depuis plusieurs années la profusion de ces découvertes a dérouté les espérances et amené des déceptions très-coûteuses à la plupart des commerçants spécialistes...

Cependant, par une rare exception, quelques pharmaciens des villes, sans recourir à la réclame des journaux, sont parvenus, par leur propre mérite, aux honneurs et à la fortune.

Quant aux pharmaciens de la province qui, par leur talent, leur aptitude au commerce, sont arrivés, par le travail et la bonne conduite, à se faire une médiocre fortune, ils n'ont pas acquis la reconnaissance publique; mais l'ingratitude, la calomnie et la malveillance de leurs concitoyens, ne leur sont point épargnées.

Nous allons faire connaître la simple histoire d'un de nos confrères de province.

Cette histoire est la même pour tous les pharmaciens qui, comme lui, ont suivi les mêmes principes.

M. M... se fixa, en 1830, dans la petite ville de P... chef-lieu d'un canton du nord de la France.

La fortune lui sourit dès son arrivée, il reçut le meilleur accueil de tous les habitants qui, avant l'arrivée de M..., étaient obligés d'aller, pour des cas pressants, chercher des médicaments au chef-lieu d'arrondissement, distant de 18 kilomètres de P... Notre confrère, intelligent, instruit, économe et bon commerçant, ne tarda pas à se faire une réputation d'entière confiance.

Au bout de dix ans d'exercice, en 1840, il avait économisé 30,000 fr. qui s'augmentèrent des intérêts auxquels se joignaient chaque année les bénéfices nets de sa pharmacie. Les revenus s'augmentèrent de plus en plus ; en 1848, il se trouvait à la tête d'un capital de 80 à 100,000 fr.

Le hasard le servit bien, il acheta des titres de rentes, des actions industrielles qui, dans l'espace de cinq à six ans, doublèrent sa fortune.

En 1856, notre confrère, riche de 12 à 15,000 fr. de rente, vendit la pharmacie.

Il acheta en ville une habitation confortable et une propriété dans les environs.

M. M... était résolu de continuer par désintéressement à se rendre utile à ses concitoyens auxquels il avait dans l'exercice de la pharmacie rendu des services journaliers de tous genres, assistant les malheureux par des dons gratuits de médicaments.

Les habitants de P..., mus par un triste sentiment d'envie, méconnurent les bons sentiments de notre confrère; les commerçants, les bourgeois de la ville, se trouvant socialement distancés de M. M..., tant par la fortune que par l'instruction, le dénigrèrent ouvertement, le calomnièrent, le diffamèrent publiquement en répétant que dans l'exercice de sa profession il avait spéculé sur leurs bourses, qu'il les avait indignement exploités en vendant quelquefois de mauvais médicaments des prix exorbitants. C'était une iniquité, une infamie de tromper ainsi le public et d'abuser de sa position d'être seul pharmacien. Il était, disait-on, un homme sans conscience, sans honneur, indigne, quoique très-capable, d'occuper la plus mince fonction municipale. Autant l'opinion publique l'avait bien accueilli dès l'origine, autant cette opinion s'acharnait à lui trouver des ridicules et, à cause de sa fortune honnêtement acquise, à lui faire la plus odieuse réputation. Les concerts de malédictions allaient leur train. M. M... était, disons le mot, une espèce de voleur et d'escroc que la loi n'avait pu atteindre.

Une concurrence aurait fait justice de ces exactions.

Cette concurrence tant souhaitée est enfin à l'œuvre; depuis quatre ans, deux pharmaciens sont en exercice dans la petite ville de P... Dieu veuille que ces confrères, comme tant d'autres, au lieu d'exciter l'envie, n'excitent pas la pitié. L'avenir nous l'apprendra.

Afin de n'être plus l'objet des turpitudes de ses concitoyens ingrats et si peu reconnaissants, M. M... a quitté à regret un pays qu'il affectionnait, laissant les habitants à leur esprit d'hostilité systématique pour un honnête homme, qui leur était supérieur par la charité, par la justice et par tous les bons sentiments.

Nous sommes garant que notre confrère, dans l'exercice de sa profession, n'a jamais abusé de sa position en vendant des médicaments des prix exagérés, comme on se plaisait à le dire. L'esprit de parti toujours injuste ne raisonne pas ; M. M... en a éprouvé les tristes effets.

Quelles conséquences tirerons-nous de la position de notre confrère.

Une seule, qui nous paraît irrécusable. La réputation du pharmacien serait des plus honorables si les médicaments étaient vendus au public en vertu d'un tarif légal, aucune objection n'aurait plus de motif. La taxe officielle serait le palladium de la profession, la garantie légale de la pharmacie; la taxe nous rendrait forts devant les tribunaux pour réclamer le montant des crédits, que l'on paie toujours avec difficulté et une certaine méfiance toujours déshonorante pour celui qui reçoit.

De toutes les professions, la pharmacie est la seule où le public doit acheter avec une aveugle confiance. Cette confiance sera complète par la création des tarifs des médicaments qui seront d'ordre et d'intérêt publics.

Les acheteurs et les débiteurs n'auront rien à redire à l'application des tarifs, ils s'y conformeront comme les contribuables pour les impôts, les parties contractantes pour les droits d'enregistrement, les voyageurs pour les prix des places des chemins de fer et autres. Les fumeurs pour la valeur du tabac, etc.

Nous terminerons ce sujet par un parallèle.

Dans les villes et dans les campagnes, il y a partout des rentiers de tous les corps d'état. Les boutiquiers, les épiciers, les marchands, qui vivent de leurs revenus après fortune faite, ne sont jamais l'objet des sarcasmes des habitants; le publict les considère comme des gens d'ordre qui ont honnêtement amassé leur fortune.

Il en est tout autrement pour le pharmacien qui, à force de travail et d'économie, est arrivé à une modeste aisance, ce qui est fort rare. Il est toujours considéré par ses concitoyens ou ses compatriotes comme un parvenu qui s'est trouvé en position de gagner ce qu'il a voulu en abusant de la confiance publique, par les prix exagérés des médicaments qui ont édifié sa fortune; tant il est vrai que nul n'est prophète dans son pays.

CHAPITRE XIV

Régénération de la pharmacie.

Dans les précédents chapitres nous avons longuement exposé les causes de la décadence du Codex et de la pharmacie.

Notre travail se continuera par l'indication des moyens qui nous paraissent susceptibles de régénérer notre profession.

Nous publions à cet effet un extrait du mémoire, adressé par nous à Son Excellence le Ministre du commerce, sur la limitation, la répartition, le tarif et autres réformes urgentes concernant l'exercice professionnel.

Nous avons démontré que le nombre des pharmaciens n'est pas trop élevé par rapport à la population, puisque d'après, nos calculs, il se trouve en moyenne une pharmacie pour 6,300 habitants.

Le défaut de limitation et de répartition légale, laissant les pharmaciens libres de se fixer au gré de leurs caprices ou de leurs intérêts irréfléchis, a produit les plus fâcheux résultats et amené les plus affligeantes disproportions dans les répartitions, ainsi que nous allons l'exposer dans les tableaux qui vont suivre.

LIMITATION.

Première classe.

Paris et sa banlieue, formant le département de la Seine, dont la population, au 1er janvier 1862, était de 1,953,600 habitants.

Nous proposons un pharmacien pour 5,000 habitants.

Il en faudrait.. 400

Les villes de France de 100,000 habitants et au dessus sont au nombre de huit, dont la population totale est de 1,585,741 habitants.

Nous fixons un pharmacien pour 5,000 habitants comme à Paris.

Il en faudrait.. 370

Total pour ces neuf grandes villes, formant la première classe. 770

NOMBRE ACTUEL DES PHARMACIES DE CETTE PREMIÈRE CLASSE.

Paris	551	*Report*	784
Bordeaux	59	Nantes	39
Lille	26	Rouen	49
Lyon	98	Saint-Étienne	23
Marseille	50	Toulouse	46
A reporter	784	Total	941

Le nombre des pharmaciens étant limité comme d'autre part à.. 770

Il y aurait pour les grandes villes un excédant de........ 171

Nous pensons néanmoins que le nombre actuel pourrait être maintenu, en tenant compte du rapide accroissement dans la population des grandes villes.

Cet accroissement pour 171 pharmacies serait complété dans huit ou dix ans, par une augmentation dans la population de 855,000 habitants. Il est officiel que depuis 1852, la seule population du département de la Seine a augmenté de 532,000 habitants.

Deuxième classe.

Nous inscrivons dans la deuxième classe les villes de second ordre, dont la population urbaine et cantonale s'élève de 40 à 100,000 habitants.

Ces villes, au nombre de vingt-cinq, sont : Alger, Amiens, Angers, Avignon, Besançon, Boulogne, Brest, Caen, Cherbourg, Clermont-Ferrand, Le Hâvre, Limoges, Metz, Montpellier, Mulhouse, Nancy, Nice, Nîmes, Orléans, Reims, Rennes, Strasbourg, Toulon, Tours et Versailles.

	habit.
La population urbaine est de....................	1,214,438
La population suburbaine et cantonale s'élève à....	474,776
Total..................	1,689,214

Nous proposons un pharmacien pour 6,000 habitants.

Il en faudrait..	285
Le nombre des pharmacies actuelles étant de............	409
Il y aurait pour les villes de deuxième classe un excédant de	124

L'accroissement de la population étant moins rapide que dans les grandes villes, il y aurait lieu de supprimer 60 pharmacies.

Troisieme classe.

Cette classe se compose de tous les chefs-lieux de département dont la population est inférieure à 40,000 habitants et de toutes les villes d'arrondissement ou de canton ayant une population de 8,000 à 40,000 âmes.

Le nombre des villes de cette classe est de 189, dont la population urbaine, suburbaine et cantonale forme le chiffre de 4,635,658 habitants.

Nous proposons un pharmacien à raison de 6,500 habitants.

Le nombre en serait de..............................	703
Il s'en trouve dans les 189 villes et leurs dépendances...	1,196
Il y aurait pour cette classe un excédant de............	493

L'accroissement de la population des 4,635,658 habitants qui composent la troisième classe n'exigerait que la suppression de 193 pharmacies.

Quatrième classe.

Cette classe comprend 1,382 villes chefs-lieux d'arrondissement et de canton, dont la population urbaine est de 2 à 8,000 habitants, et la population totale, cantons compris, de 14,714,192 habitants.

Nous proposons un pharmacien à raison de 7,000 habitants.
Il en faudrait 2,102.

Subdivision de la quatrième classe.

CHEFS-LIEUX DE CANTON.

Elle se compose de toutes les petites villes, bourgs et villages dont la population communale est inférieure à 2,000 habitants, mais dont la population totale, en y comprenant les alentours, s'élève à 13,003,758 habitants.

Nous demandons une pharmacie pour 8,000 habitants.
Il en faudrait conséquemment 1,625.

La population cantonale des chefs-lieux de 2 à 8,000 habitants est de................................	14,714,192
Celle des cantons dont le chef-lieu est au-dessous de 2,000 habitants..............................	13,003,758
Les populations ci-dessus réunies forment un nombre de................................	27,717,950

Elles sont par 3,386 pharmacies, soit une en moyenne pour envi 8,000 habi ts.

Notre calcul se résume ainsi :

Pour la quatrième classe, 1 pharmacien par 7,000 habit.	2,102
Subdivision de la quatrième classe, 1 pharmacien par 8,000 habitants..	1,625
Total..................	3,727
Il se trouve en exercice.....................................	3,386
Différence.............	341

La différence en moins serait de 341 pharmaciens à créer dans les petites villes, les bourgs et les campagnes.

TABLEAU DÉTERMINANT LA LIMITATION.

	Population.	Nombre actuel.	Nombre à limiter.	Excédant en plus.	Excédant en moins.
Première classe.					
Paris, banlieue et département de la Seine................	1,953,660	551	400	151	
Villes de 100,000 habitants et au dessus, et leurs dépendances. . .	1,585,741	390	370	20	
Total de la 1re classe. . .	3,539,401	941	770	171	
Deuxième classe.					
Villes de 40 à 100,000 habitants et dépendances............	1,689,214	409	285	124	
Troisième classe.					
189 villes de 8 à 40,000 habitants et dépendances..........	4,635,658	1,196	703	493	
Quatrième classe.					
1,382 villes de 2 à 8,000 habitants et leurs dépendances.......	14,714,192	3,386	2,102	.....	341
Subdivision.					
Population des cantons dont le chef-lieu est au dessous de 2,000 habitants..........	13,003,758		1,625		
Totaux.........	37,582,223	5,932	5,485	788	341
			Excédant en plus. .	347	

Ainsi, d'après les calculs que nous venons d'établir, il ne

se trouverait qu'un excédant de 347 pharmacies, existant surtout dans les villes de troisième classe.

Le nombre des pharmacies étant fixé par la limitation à 5,485, ce serait une moyenne de 6,850 habitants pour une pharmacie.

Ce chiffre s'augmenterait en dix ou douze ans par l'accroissement de la population, et la pharmacie se trouverait répartie comme en Allemagne.

La Prusse, dont la population est de 14,500,000 habitants, est desservie par 1,536 pharmaciens, soit une pharmacie pour 7,754 habitants.

Le nombre des médecins est également limité dans la proportion d'un médecin pour 3,500 habitants.

En adoptant les chiffres que nous avons établis dans nos calculs pour la limitation des pharmacies, il en résulterait une proportion juste et équitable.

Les 5,000 habitants des grandes villes, qui ont pour elles la richesse et le haut commerce, fourniraient aux pharmacies, pour une population moindre, des recettes beaucoup plus fortes que celles des pharmacies établies dans les villes inférieures en population.

Les pharmacies des villes de deuxième et de troisième ordre auraient sur celles de quatrième ordre, en outre des avantages d'une population plus aisée, le produit des foires et marchés, qui donnent toujours de meilleures recettes.

Les pharmacies des petites villes, des bourgs et des campagnes, desservent en général une population ouvrière et agricole que ses mœurs et ses habitudes sédentaires rendent moins sujette aux maladies et qui, pour diminuer les dépenses, ne réclame le plus souvent les soins du médecin que pour des cas de quelque gravité. Nous pouvons apprécier ces détails par nous-même qui avons exercé la pharmacie dans les villes et, depuis près de vingt ans, dans les campagnes et dans des contrées différentes.

CHAPITRE XV

Répartition.

Nous venons d'exposer que le nombre des pharmacies ne présente qu'un excédant de 347 pour les diverses classes que nous avons formées dans notre travail de limitation.

Nous allons développer nos vues et faire ressortir que la répartition est une mesure d'ordre et d'utilité publique.

Il est regrettable qu'une loi ou des ordonnances n'aient pas fixé la limitation comme principe de la répartition.

Les pharmacies se seraient classées d'elles-mêmes au fur et à mesure que chaque centre de population se serait augmenté. L'effet de la liberté du nombre et de la résidence a produit les plus fâcheux résultats.

Sur certains points les pharmaciens sont en nombre plus que double de celui qui serait nécessaire. Dans d'autres contrées les pharmaciens se trouvent en nombre par trop insuffisant.

Les tableaux suivants feront ressortir combien est mal proportionnée la répartition des pharmaciens des villes et des campagnes.

Dans plusieurs départements, il faut aller à 15 ou 20 kilomètres pour se procurer des médicaments urgents, lorsque les médecins ou officiers de santé ne les fournissent pas aux malades à des prix très-élevés quand les clients peuvent les payer.

Quand les malades sont pauvres, le médecin se contente de prescrire le nécessaire et le malade vient chez le pharmacien, presque toujours demander à crédit des médicaments qu'il ne paie jamais.

TABLEAU DÉMONTRANT LA MAUVAISE RÉPARTITION DES PHARMACIES.

NOMBRES INSUFFISANTS.

Départements.	Arrondissements.	Population.	Nombre de pharmaciens.	Répartition.
Hautes-Alpes.....	Gap..............	66,420	5	1 pour 12,500
Aube............	Arcis............	36,153	3	1 — 12,000
Côtes-du-Nord....	Loudéac..........	89,109	3	1 — 30,000
Creuse...........	Boussac..........	38,823	2	1 — 19,500
Doubs...........	Baume-les-Dames.	64,277	4	1 — 16,000
Finistère.........	Châteaulin........	105,658	2	1 — 52,500
—	Quimperlé........	46,935	1	1 — 46,935
Ille et-Vilaine....	Redon...........	80,346	3	1 — 26,500
Haute-Loire......	Brioude..........	81,448	4	1 — 20,300
—	Yssengeaux......	85,758	4	1 — 21,500
Loire-Inférieure..	Ancenis.........	49,012	2	1 — 24,500
—	Châteaubriant.....	72,820	3	1 — 24,250
—	Savenay..........	131,117	6	1 — 22,000
Lozère...........	Florac...........	39,975	2	1 — 20,000
Morbihan........	Napoléonville.....	102,669	4	1 — 25,850
Puy-de-Dôme.....	Ambert..........	86,210	3	1 — 28,500
Somme...........	Doullens.........	60,000	3	1 — 20,000
Vendée..........	Sables-d'Olonne...	110,765	7	1 — 14,500
Vosges..........	Remiremont......	70,356	4	1 — 17,500

NOMBRES TROP ÉLEVÉS.

Départements.	Arrondissements.	Population.	Nombre de pharmaciens.	Répartition.
Calvados.........	Lisieux...........	66,741	31	1 pour 2,150
Corse...........	Sartène..........	30,005	22	1 — 1,375
Eure............	Pont-Audemer....	80,950	33	1 — 2,400
Haute-Garonne...	Villefranche......	62,680	21	1 — 2,980
Hérault..........	Béziers..........	138,665	59	1 — 2,380
Lot-et-Garonne...	Villeneuve-d'Agen.	95,391	26	1 — 3,700
Nord............	Avesnes..........	150,523	38	1 — 3,950
Orne............	Argentan.........	102,704	30	1 — 3,350
Hautes-Pyrénées..	Bagnères.........	92,117	27	1 — 3,400
Seine-Inférieure..	Dieppe...........	112,769	26	1 — 4,350
—	Le Hâvre...	175,014	60	1 — 3,800
Tarn-et-Garonne..	Moissac..........	59,398	18	1 — 3,300
Var.............	Draguignan.......	86,919	30	1 — 2,800
Vaucluse........	Avignon..........	81,222	26	1 — 3,100

Ces tableaux de comparaison, pris sur tous les points de la France, expliquent la disproportion des pharmacies dans les villes et dans les campagnes. Ils font sentir la nécessité d'une répartition plus en rapport avec les besoins des populations.

Nous allons traiter cette question et fournir les moyens qui nous paraissent susceptibles d'une très-facile application, dans les deux chapitres qui vont suivre.

La limitation et la répartition des officiers ministériels présentent de sérieux avantages.

Si ces fonctionnaires étaient, comme les pharmaciens, libres de s'établir en nombre illimité, que deviendraient les intérêts de la société? quelle garantie présenteraient-ils dans l'exercice de leurs fonctions?

Ne sommes-nous pas les gardiens de la santé publique et, à ce titre, ne devons-nous pas être assimilés aux officiers ministériels?

La répartition est une mesure des plus utiles à la santé publique, par les services que la pharmacie est appelée à rendre dans les cantons qui en sont dépourvus.

Nous avons étudié avec le plus grand soin la répartition actuelle des pharmacies situées dans les petites villes et les campagnes.

Nos recherches nous ont fait connaître que dans deux départements, la Haute-Garonne et le Gers, tous les cantons sont pourvus de pharmacies.

Dans les Bouches-du-Rhône, le Lot-et-Garonne, le Tarn, un seul canton se trouve sans pharmacie.

Dans les Pyrénées-Orientales, Seine-et-Oise, Seine-Inférieure, Var, 2 cantons.

Dans le Calvados, l'Eure, le Bas-Rhin, le Vaucluse, 3 cantons.

Danstous les autres départements le nombre varie de 4 à 26.

Dans le Finistère et le Puy-de-Dôme, 26 chefs-liex de canton sont privés de pharmaciens.

Dans les Côtes-du-Nord, 25; dans Saône-et-Loire, 21; dans la Loire-Inférieure, 20; dans les Hautes-Alpes et le Morbihan, 19; dans les Basses-Alpes et l'Yonne, 18.

Les départements où la répartition nous paraît la plus régulière sont la Savoie et la Haute-Savoie.

Avant l'annexion à la France, la pharmacie était limitée et répartie dans cette province. Nous espérons que ce qui donnait en Savoie d'excellents résultats dans l'intérêt des populations pauvres et riches sera mis en pratique en France. Cette réforme fera le plus grand honneur au gouvernement, dont le premier devoir est d'assurer à tous les moyens de conserver la santé par la création de pharmacies dans tous les cantons de l'empire.

La loi de l'an VIII divisa la France en arrondissements et en cantons.

Le canton est le point central des intérêts des communes qui en dépendent.

L'administration cantonale, en outre des autorités locales, maire et adjoints, se compose de divers fonctionnaires.

Il faut un juge de paix, un ou deux notaires, un greffier, un huissier, un percepteur résidant tous au chef-lieu.

Dans la plupart des chefs-lieux de canton il se trouve un curé doyen, un receveur de l'enregistrement, un directeur des postes, une brigade de gendarmerie et d'autres fonctionnaires publics.

Tous les services se font régulièrement. La loi en vertu de laquelle ils sont organisés a cependant négligé les plus utiles aux intérêts des habitants.

Des médecins, pharmaciens et vétérinaires, placés dans tous les cantons en nombre déterminé, relativement à la population, complèteraient cette organisation cantonale.

Il se trouve en France 849 chefs-lieux de canton dépourvus de pharmacies en exercice légal et, sur ces 849 chefs-lieux, 225 n'ont pas de médecin.

La pharmacie se fait par des pharmaciens établis dans les communes ou dans les cantons voisins, ou encore par les médecins, officiers de santé, maisons religieuses ou autres concurrences illégales.

Afin de régulariser les services très-importants de la pharmacie cantonale, nous pensons qu'il serait facile, sans apporter aucun trouble à l'exercice actuel de la profession, d'opérer la répartition de façon à concilier les intérêts publics et ceux des pharmaciens.

Il s'agirait de limiter le nombre des pharmaciens et de les répartir selon le chiffre de la population dans le ressort de chaque académie.

Cette opération serait faite dans chaque chef-lieu d'académie par un comité de médecins, de pharmaciens, de membres des conseils généraux et des députés de la circonscription, des professeurs et du doyen de l'académie. Les séances seraient présidées par MM. les préfets.

Une liste, publiée dans toute la France, désignerait les localités où il serait créé de nouvelles pharmacies. Un appel serait fait aux pharmaciens des villes et des campagnes là où le nombre des pharmaciens dépasserait celui fixé par les règlements. Les demandes seraient admises sans distinction de pharmacies de première ou de seconde classe et sans suivre d'autre ordre que celui de l'ancienneté.

Ce serait un simple changement de résidence qui aurait une haute importance pour les pharmaciens il supprimerait la concurrence d'une part et l'éloignerait de l'autre part. Il y aurait avantage à se déplacer à cause des garanties que présenteraient la limitation et la répartition dans une nouvelle résidence.

Supposons que le nombre des pharmaciens soit trop élevé dans lès départements qui forment la circonscription des académies de Caen, de Dijon, de Douai, de Montpellier, etc., etc., et que le nombre des pharmaciens soit insuffisant dans le ressort des académies de Besançon, de Clermont-Ferrand, de Grenoble, de Poitiers, de Rennes, etc., il s'établirait alors aussi une compensation légale entre ces deux ressorts et les pharmaciens se déplaceraient sans secousse dans un délai qui serait fixé par l'administration.

Les pharmaciens, en grand nombre dont la position

commerciale est en souffrance, s'applaudiraient de trouver l'occasion de faire mieux.

Nous pensons qu'avant cinq ou six ans, la répartition serait complète, par suite de ces mesures. Dans les localités où le nombre des pharmaciens ne serait pas réduit au chiffre légal, une indemnité serait payée par les pharmaciens survivants aux héritiers d'un pharmacien décédé. Cette indemnité serait fixée par les chambres syndicales.

En attendant que l'accroissement de la population fût arrivé au chiffre décrété pour chaque pharmacie, les titulaires qui céderaient leurs officines, situées dans les localités où des suppressions devraient avoir lieu, ne pourraient pas les céder avec garantie pour l'avenir, mais seulement pour leur vie durant et à titre d'usufruit.

La limitation et la répartition étant complétées, la pharmacie prendrait un nouvel essor, qui rehausserait cette profession sous tous les rapports (1).

Nous allòns, comme exemple théorique, limiter et répartir les pharmaciens dans un de nos principaux départements, que nous connaissons dans tous les détails géographiques et auquel nous appartenons par droit de naissance.

Nous prendrons le Puy-de-Dôme, afin de limiter la pharmacie dans les trois classes que nous avons présentées.

RÉPARTITION DES PHARMACIES

dans le département du Puy-de-Dôme.

VILLE DE DEUXIÈME CLASSE.

Clermont-Ferrand. — La population de la ville est de	38,160	hab.
La population suburbaine et cantonale, de.......	26,018	
Total.................	64,178	hab.

(1) Nos vues sur la limitation et la répartition des pharmacies furent adoptées par le Comité de révision, institué en 1851 par M. Dumas, alors ministre de l'agriculture et du commerce.

Nous avons, pour la deuxième classe, fixé un pharmacien pour 6,000 habitants.

Il en faudrait limiter le nombre à 10.

Le nombre actuel est de 14. Excédant, 4.

VILLES CHEFS-LIEUX D'ARRONDISSEMENT.

Troisième classe.

Thiers. Population urbaine....................	15,192 hab.
Suburbaine et cantonale....................	2,690
Total...........	17,882 hab.

Nous avons proposé un pharmacien pour 6,500 habitants.

Il en faudrait 3. Le nombre actuel.

Riom. — Population urbaine..................	11,976 hab.
Suburbaine et cantonale....................	14,705
Total..........	26,681 hab.

Nous avons limité le nombre à 4 pharmaciens.

Ce nombre se trouve à Riom en ce moment.

Nous ne pouvons pas arriver à une précision de population, mais au fur et mesure qu'elle dépassera le nombre légal, il y aura lieu de créer une nouvelle pharmacie.

VILLES DE QUATRIÈME CLASSE.

Ambert. — Chef-lieu. Sa population urbaine est de	7,703 hab.
Suburbaine et cantonale....................	11,824
Total...........	19,527 hab.

Limitation d'un pharmacien pour 7,000 habitants.

Il en faudrait 2. Nombre actuel.

Issoire. — Ville, population..................	6,067 hab.
Suburbaine et cantonale....................	9,750
Ensemble...........	15,817 hab.

Un pharmacien pour 7,000 habitants.

Il en faudrait 2.

Le nombre actuel est de 4.

A retrancher, 2.

CHEFS-LIEUX DE CANTON.

Billom. — Ville, population	4,591 hab.
Urbaine et cantonale	9,443
Ensemble	14,034 hab.

Le nombre limité à 2.

C'est le chiffre actuel.

Pont-du-Château. — Ville, population	3,516 hab.
Cantonale	7,174
Ensemble	10,690 hab.

1 pharmacien pour 7,000.

Il en faudrait 1.

C'est le nombre actuel.

Vic-le-Comte. — Ville	3,030 hab.
Cantonale	14,060
Total	17,460 hab.

Nombre actuel, 1.

Une pharmacie à créer dans le canton.

Arlanc. — Ville, population	4,090 hab.
Cantonale	9,426
Total	13,516 hab.

Nous admettons 2 pharmaciens.

Nombre actuel, 1.

Une pharmacie à créer.

Aigueperse. — Ville, population	2,838 hab.
Population cantonale	12,089
Total	14,927 hab.

Nous limitons à 2 pharmacies.

Nombre actuel, 2.

Courpières. — Ville	3,799 hab.
Population cantonale	16,076
Total	16,927 hab.

Nombre limité, 2 pharmacies.

Nombre actuel, 2—1.

Subdivision de la quatrième classe.

Un pharmacien pour 8,000 habitants.

Saint-Amand de Tallende-Bourg. — Population du chef-lieu .... 1,385 hab.
Cantonale 7,740

Total................... 9,125 hab.

Un pharmacien pour 8,000 habitants.
Il s'en trouve un.

CHEFS-LIEUX DE CANTON.

Bourg-Lartic. — Petit bourg. Population........ 2,512 hab.
Tout le canton est de........................ 6,905
A créer, une pharmacie avec adjonction du canton d'Herment, dont la population voisine est de........ 3,982

Total............. 10,887 hab.

Saint-Dier. — Bourg. Population, 1,573, tout le canton.. 14,365 hab.
Une pharmacie à créer.

Rochefort. — Bourg. Population, 1,551. Canton. . 14,536
Une pharmacie, *elle existe.*

Vertaison. — Bourg, chef-lieu. 2,450. Canton.... 12,145
Une pharmacie à créer.

Veyre-Mouton.—Bourg. Population, 2,793. Canton 12,412
Une pharmacie à créer.

Saint-Amand-Roche-Savine. — Bourg. Population, 2,110. Canton.. 7,724
Une pharmacie à créer.

Saint-Antheme.—Bourg. Population, 2,452. Canton 7,709
Une pharmacie à créer.

Saint-Germain-l'Herm.—Bourg. Population, 2,400. Canton.. 13,225
Une pharmacie à créer.

Cunthat. — Bourg. Population, 3,000. Canton.... 10,631
Une pharmacie à créer.

Olliergues.—Petite ville. Population, 2,040. Canton 8,438 hab.
Une pharmacie à créer.

Viverols. — Village. Population, 1,388. Canton... 8,427
Une pharmacie à créer.

Ardes. — Petite ville. Population, 1,520. Canton.. 10,050
Une pharmacie à créer.

Besse. — Petite ville. Population, 2,158. Canton.. 11,178
Une pharmacie est en exercice.

Champeix. — Bourg. Population, 1,844. Canton.. 11,276
Une pharmacie est en exercice.

Saint-Germain-Lembron. — Population, 2,295. Canton.................................... 10,753
Une pharmacie en exerciee.

Jumeaux. — Village. Population, 1,712. Canton.. 9,635
Une pharmacie exerce à Brassac, au centre du canton.

Latour-d'Auvergne. — Bourg. Population, 1,901. Canton.................................... 9,449
Une pharmacie à créer.

Sauxillange.—Petite ville. Population, 2,173. Canton 13,270
Une pharmacie à créer.

Tauves. — Bourg. Population, 2,547. Canton..... 8,330
Une pharmacie à créer.

Combronde. — Bourg. Population, 2,162. Canton.. 9,668
Une pharmacie à créer.

Ennezat. — Village. Population, 1,507. Canton... 10,032
Une pharmacie à créer.

Manzat. — Village. Population, 2,848. Canton... 12,680
Une pharmacie à créer.

Menat. — Bourg. Population, 2,256. Canton..... 11,649
Une pharmacie à créer.

Montaigu.—Petite ville. Population, 1,641. Canton. 9,678
Une pharmacie est en exercice.

Pionsat. — Bourg. Population, 2,322. Canton.... 10,265
Une pharmacie à créer.

Pont-au-Mur. —Bourg, Population, 1,987. Canton. 15,203
Une pharmacie à créer.

Pontgibaud. — Village. Population, 985. Canton.. 11,871
Une pharmacie à créer.

Randan.—Petite ville. Population, 1,923. Canton. 10,007
Une pharmacie à créer.

Chateldan. — Village. Population, 1,826. Canton. 8,331
Une pharmacie à créer.

Lezoux. —Petite ville. Population, 3,803. Canton. 12,404
Trois pharmacies en exercice, dont une à l'hospice.
Deux à supprimer.

Maringue.—Petite ville. Population, 4,258. Canton, 8,464
Une pharmacie en exercice.

Saint-Remy. — Gros village. Population, 4,639. Canton.................................... 12,911
Une pharmacie à créer.

NOMS DES LOCALITÉS.	NOMBRE ACTUEL.	NOMBRE LIMITÉ.	EN PLUS.	A CRÉER.
DEUXIÈME CLASSE.				
Clermont-Ferrand........	14	10	4	»
TROISIÈME CLASSE.				
Thiers..................	3	3	»	»
Riom....................	4	4	»	»
QUATRIÈME CLASSE.				
Chefs-lieux d'arrondissement.				
Ambert.................	2	2	»	»
Issoire.................	4	2	2	»
Chefs-lieux de canton.				
Billom..................	2	2	»	»
Pont-du-Château.........	1	1	»	»
Vic-le-Comte............	1	2	»	1
Arlanc..................	1	2	»	1
Aigueperse..............	2	2	»	»
Coupières...............	2	2	»	»
SUBDIVISION DE LA QUATRIÈME CLASSE.				
Bourg-Lartic............	»	1	»	1
Saint-Dier..............	»	1	»	1
Saint-Amand-Tallende....	1	1	»	»
St.-Amand-Roche-Savine.	»	1	»	1
Saint-Antheme...........	»	1	»	1
A reporter.....	37	37	6	6

NOMS DES LOCALITÉS.	NOMBRE ACTUEL.	NOMBRE LIMITÉ.	EN PLUS.	A CRÉER.
Report...	37	37	6	6
Saint-Germain-l'Herm....	»	1	»	1
Cunthat.................	»	1	»	1
Rochefort	1	1	»	»
Olliergues..............	»	1	»	1
Vertaison	»	1	»	1
Veyre-Mouton..........	»	1	»	1
Viverols................	»	1	»	1
Ardes...................	»	1	»	1
Besse...................	1	1	»	»
Champeix...............	1	1	»	»
Saint-Germain-Lambron..	1	1	»	»
Jumeaux................	1	1	»	»
Latour..................	»	1	»	1
Sauxillanges	»	1	»	1
Tauves	»	1	»	1
Combronde..............	»	1	»	1
Ennezat.................	»	1	»	1
Manzat	»	1	»	1
Menat...................	»	1	»	1
Montaigu	1	1	»	»
Pionsat	»	1	»	1
Pont-au-Mur...........	»	1	»	1
Pontgibaud.............	»	1	»	1
Randan.................	»	1	»	1
Chateldon..............	»	1	»	1
Lezoux	3	1	2	»
Maringue	1	1	»	»
Saint-Remy (1)..........	»	1	»	1
TOTAUX....	47	65	8	26

Dans le travail de répartition ci-dessus, nous avons tenu compte de la population du chef-lieu et de celle de tout le canton, de la distance de l'une à l'autre des résidences, ainsi que des foires et marchés.

Nous concluons, en parfaite connaissance de cause, qu'il peut être créé, dans le Puy-de-Dôme, vingt-six pharmacies nouvelles dans autant de chefs-lieux de canton qui en sont dépourvus. Ces pharmacies,

(1) Il se trouve, dans le Puy-de-Dôme, 47 pharmaciens en exercice; le nombre limité serait de 65. 26 chefs-lieux de canton sur 50 sont dépourvus de pharmacie; la population du département étant de 590,000 habitants, chaque pharmacie aurait à desservir une population moyenne de 8,100 habitants.

protégées par la loi, rendront les plus grands services aux populations, et les pharmaciens trouveront dans leur direction honneur et profits.

Qu'il en soit fait de même dans les 849 chefs-lieux de canton qui manquent de pharmaciens et la péréquation sera des plus avantageuses à la société et à notre profession.

CHAPITRE XVI

Du tarif officiel des médicaments et de ses bons effets.

Comme conséquence de la limitation et de la répartition, il serait indispensable, par mesure d'intérêt public et de dignité professionnelle, de réglementer la vente des médicaments.

Un tarif légal aurait pour effet : de faire cesser dans le public la croyance que le pharmacien prélève sur lui des bénéfices exagérés, et que les médicaments lui sont vendus arbitrairement.

Le tarif supprimera les concurrences illégales, au grand avantage des malades qui n'auront plus à marchander le prix des médicaments qu'ils ne peuvent apprécier.

Le tarif diminuera de beaucoup les prix actuels des médicaments ; le débit se renouvelant plus souvent, le pharmacien trouvera dans des bénéfices moindres, mais plus nombreux, une juste compensation.

Le tarif fera cesser les trafics scandaleux de quelques médecins et pharmaciens, heureusement fort rares, qui, sans respect pour la dignité professionnelle, font payer au prix de l'or certains médicaments, tandis qu'ils en affichent certains autres à vil prix.

Le tarif détruira la fraude et la sophistication. Tous les produits chimiques et pharmaceutiques seront préparés avec le plus grand soin, et le médecin aura la plus grande confiance dans ceux qu'il ordonnera. Aujourd'hui, certaines compositions chimiques et pharmaceutiques ne produisent pas l'effet que le médecin en attend, parce qu'il y a des fraudes qui échappent même à la science du pharmacien qui en fait la vente.

Le tarif permettra aux malheureux habitants des campagnes de se faire traiter dans leurs maladies. Dans tous les pays pauvres, l'on ne fait appeler le médecin qu'à la dernière extrémité, et alors que les secours de l'art sont à peu près inutiles.

Le tarif créera parmi les pharmaciens, des rapports de bonne confraternité; les prix étant les mêmes, la concurrence ne sera plus qu'une affaire d'urbanité avec le public.

Le tarif régénèrera la profession et ramènera la considération et l'estime qu'elle aurait dû toujours conserver.

CHAPITRE XVII

Comment établir le tarif et des modes à suivre pour son application.

Le tarif légal comprendra :

1° Le tarif pour le public.

2° Un tarif modifié pour la vente aux médecins, vétérinaires, hospices, bureaux de charité, Sociétés de Secours mutuels.

3º L'indication de tous les médicaments qui peuvent être vendus par les pharmaciens, sous leur seule responsabilité, et sans ordonnance de médecin.

RÉPARTITION DES BÉNÉFICES SUR LE PRIX DES MÉDICAMENTS.

Nous avons remarqué que la pharmacie allemande qui vend ses médicaments d'après un tarif légal, les cote en prélevant une remise proportionnelle qui s'élève jusquà 200 1/3 pour eent.

En Suède, en Norwège, une ordonnance composée, pilules, potions, que la taxe vend au public 3 francs, présente au pharmacien 2 fr. 25 c. de remise.

En France, où il existede grandes différences dans les droits de douane et autres impôts, des octrois dans les villes, il ne serait pas possible de fixer les prix des médicaments dans les proportions des tarifs allemands.

Nous allons d'après notre ancienne expérience, faire connaître les motifs qui nous ont amené à proposer la taxe officielle qui suit.

TAXE OFFICIELLE DES MÉDICAMENTS.

Pour la répartition des impôts fonciers, l'Etat prend pour base la valeur du sol, pour l'impôt mobilier, la valeur locative des maisons.

Pour la patente, l'industrie du commerçant ; les droits d'enregistrement sont basés sur le montant du chiffre des actes dans les ventes des meubles et immeubles.

Des délais à courte échéance sont accordés pour le paiement, passé ce délai une amende vous frappe d'un double droit. Pour la taxe des médicaments nous prenons exemple sur l'Etat (1).

Pour point de départ nous ne considèrerons ni le poids ni la qualité de la substance vendue.

Notre travail n'a pas pour objet le tarif de la vente en gros ou demi-gros, mais le simple détail de pharmacie, le poids officinal.

Nous diviserons nos honoraires ou remises en 4 séries.

Nous prendrons pour type le chiffre de 1 franc, prix courant.

La première série comprendra toutes les substances simples de droguerie, d'herboristerie dont la vente au détail est journalière, telles que l'orge, le gruau, la gomme, la réglisse, farine de lin, moutarde, l'huile d'amandes douces, les sirops de gomme, de groseilles, etc., etc., et tous autres articles analogues.

Nous fixerons ainsi les honoraires à prélever.

Première série.

		Bénéfices.
Sur un chiffre de vente de :	1 fr.	40 cent.
—	» 50 c.	25 —
—	» 25 c.	15 —

Deuxième série.

Huile de ricin, sels purgatifs et autres, sirops simples et composés, onguents, pommades, cérat, teintures, élixirs, huiles médicinales, articles de droguerie et d'herboristerie dont la vente est rare, enfin tous les médicaments officinaux préparés d'avance.

Honoraires du pharmacien pour :	1 fr.	60 cent.
—	» 50 c.	30 —
—	» 25 c.	15 —

Et en suivant dans les mêmes proportions pour des sommes plus élevées.

(1) En exécution de la loi du 29 septembre 1792, les Conseils généraux de tous les districts de France fixèrent le prix maximum des denrées et marchandises de première nécessité. Cette taxe fut publiée et affichée dans toutes les communes.

Troisième série.

Tous les médicaments des séries précédentes manipulés, mélangés ou transformés avec ou sans ordonnance du médecin : les pilules, potions, emplâtres, loochs; les médicaments magistraux composés; les préparations de poudres, de paquets, etc.

Les honoraires seront : pour	1 fr.	75 cent.
—	— » 50 c.	35 —
—	— » 25 c.	20 —

Quatrième série.

Tous les articles se rattachant à la pharmacie, sangsues, eaux minérales, bandages, médicaments spéciaux autorisés, seront l'objet d'un tarif spécial selon la fréquence du débit et la valeur de l'objet.

Nous prendrons la remise moyenne des deux premières séries, qui est de 40 et 60 p. 100; nous fixerons donc les bénéfices des articles ci-dessus à 50 p. 100.

Ce moyen nous paraît plus rationnel que tout autre en ce qu'il supprime les fraudes dans la capacité des vases, pots et bouteilles, etc.

D'autre part, le résumé des profits par nature des recettes.

Les produits d'une pharmacie faisant 12,000 fr. par an se diviseraient ainsi :

4,000 fr. de recettes sur la 1re série, profits à 40 p. 100.	1,600 fr.
3,500 fr. sur la 2e série, profits à 60 p. 100	2,100
3,000 fr. sur la 3e série, profits à 75 p. 100	2,250
1,500 fr. sur la 4e série, profits à 50 p. 100	750
12,000 fr. de recettes. Total des bénéfices.	6,700 fr.

A ce chiffre serait ajouté le léger bénéfice sur le prix des bouteilles, flacons, pots, boîtes, etc.; nous le fixerons pour mémoire, par an, à	300 fr.
Ce qui porterait la totalité des remises à	7,000 fr.
Resterait pour le compte du pharmacien un déboursé de	5,000 fr.

Déboursés.		Bénéfices.
7,500 fr.	— Pour une pharmacie, faisant 18,000 fr. de recettes, produiraient un bénéfice de	10,500 fr.
—	Une, faisant 24,000 fr.	14,000

En diminuant les recettes :

Déboursés.		Bénéfices.
2,500 fr. —	6,000 fr. de recettes produiraient.......	3,500 fr.
3,750 fr. —	9,000 fr............................	5,250

La pharmacie est un commerce particulier, le public ne vient chez nous que contraint et forcé ; il considère avec raison une dépense pour médicaments, comme très-extraordinaire. Dans les villes et encore plus dans les campagnes, le pharmacien est souvent obligé de délivrer des médicaments à crédit.

Le paiement en est difficile et la perte fréquente ; ces crédits d'humanité sont en province un des inconvénients les plus positifs de l'exercice professionnel. Nous avons exposé que les droits d'enregistrement qui ne sont pas payés dans un prompt délai sont passibles d'une amende qui en double la somme. Les actes des officiers ministériels n'ont de caractère légal qu'après avoir été enregistrés à bref délai, et dont mention du coût est faite sur l'original.

Pour donner plus de force aux droits du pharmacien à se faire payer des crédits faits le plus souvent par humanité et à ses risques et périls, il serait d'ordre public que le privilége du pharmacien lui permît de prélever un intérêt de 6 pour cent par an sur la somme qui lui est due pour médicaments fournis à crédit.

La liste officielle du prix des médicaments serait révisée tous les 4 ou 5 ans par le comité des chambres syndicales, et approuvée par l'administration des écoles supérieurs de pharmacie de la circonscription.

Un supplément au tarif serait annexé tous les ans pour les variations des prix et pour l'adjonction des nouveaux médicaments approuvés.

CHAPITRE XVIII

Du tarif appliqué aux médicaments fournis au public par les médecins et vétérinaires.

Les lois de ventôse et de germinal an XI, ont permis aux officiers de santé de fournir des médicaments simples et composés à leurs malades, quand il n'existe pas de pharmacie dans leur résidence.

Un arrêt de la cour royale de Paris, du mois de septembre 1840, confirmant un jugement du tribunal civil de Corbeil, rendu le 20 février 1839, reconnaît aux vétérinaires brevetés le droit de vendre dans l'endroit même où il existe des pharmaciens en exercice, des drogues simples et composées pour les animaux. Les législateurs de l'an XI, dans un sentiment d'humanité, permirent aux officiers de santé de faire de la pharmacie.

Ce qui était d'intérêt public à cette époque n'aurait plus de raison pour être toléré aujourd'hui.

Nous ferons valoir, à ce sujet, les motifs suivants :

Les pharmaciens sont en nombre suffisant et placés dans toute la France à des distances assez rapprochées, pour permettre aux malades de se procurer les médicaments, même les plus urgents, chez les pharmaciens.

Les distances des lieux de résidence des officiers de santé dépassent rarement 10 à 12 kilomètres des pharmacies les plus éloignées. La plupart sont situées dans un ressort de 6 à 8 kilomètres. Il serait donc nécessaire de ne permettre qu'aux pharmaciens seuls la vente des médicaments.

Si des exceptions étaient admises, elles devraient mentionner les médicaments en petit nombre que les médecins pourraient fournir.

L'officier de santé, le médecin, n'ayant fait que des études très-superficielles en pharmacie, ne peuvent pas juger de la bonne qualité d'un médicament simple ou composé. Les médecins, incapables de les préparer eux-mêmes, sont obligés de se les procurer de confiance dans le commerce de la droguerie.

Un inconvénient des plus graves, à notre préjudice, c'est que le médecin se fait un choix de clients. Il fournit à ses malades riches des médicaments qu'il ne manque pas de vendre beaucoup plus cher que le pharmacien ne les vendrait lui-même. Quand par hasard il fait une ordonnance, il n'oublie pas de fixer le prix au plus bas que le pharmacien devra faire payer au client riche ou pauvre.

Nous n'accusons pas tous les médecins, mais nous avons autrefois été témoin qu'un malade aisé a payé à son médecin une somme de 15 francs pour un magdaléon d'emplâtre fondant, emplâtre, que le pharmacien aurait au maximum vendu 1 franc. Un autre officier de santé que nous avons connu, rançonnait ses clients par les prix très-élevés des médicaments qu'il leur fournissait ; il se plaisait à dire, au premier venu, que sur une vente de 200 francs il prélevait 180 francs de bénéfices, ajoutant que les pharmaciens ni personne n'avaient rien à voir dans les prix qu'il jugeait à propos de réclamer.

Vétérinaires. — Les vétérinaires brevetés sont dans le même cas ; les drogues et médicaments qu'ils fournissent dans leur clientelle sont toujours payés beaucoup plus cher que chez les pharmaciens.

Ce genre de vente de médicaments par les médecins, officiers de santé ou vétérinaires, se fait sans contrôle de la qualité du médicament comme du prix.

Les fournisseurs se gardent bien de mettre des étiquettes indicatives ; ils dénaturent le plus souvent les médicaments de manière à ce que nul ne puisse connaître les substances qui les composent, et cela afin de les faire payer ce qu'ils veulent. Les médecins qui sont fort occupés et qui se trouvent habiter dans le voisinage d'un pharmacien lui font exécuter leurs ordonnances que le pharmacien leur vend toujours un prix fort raisonnable ; les médicaments sont revendus aux malades à des prix arbitraires. Le médecin se fait marchand quand il ne sait pas préparer lui-même tout ce qu'il juge à propos de vendre ; c'est un commerce au détriment des intérêts du malade et du pharmacien ; le commerce se fait de même par le vétérinaire, toujours avec le même préjudice pour le pharmacien.

Nous ne comprenons pas que le manque complet d'instruction en pharmacie pratique des sœurs religieuses comme aussi de la plupart des médecins, n'ait pas mis en éveil la sollicitude du gouvernement, dont le devoir est de prohiber la vente des médicaments par tous autres que les pharmaciens.

Pour obvier à ces graves abus, il serait d'utilité publique que quels que soient les fournisseurs momentanément autorisés à vendre au public, en l'absence de pharmaciens, des médicaments simples ou composés, ces médicaments ne pussent être vendus que revêtus de l'étiquette de l'officine qui les a fournis et au prix du tarif officiel.

La vente des médicaments ainsi régularisée serait faite à des prix uniformes pour tout le monde ; les médecins et autres fournisseurs provisoirement tolérés auraient droit à une faible remise fixée par les tarifs.

CHAPITRE XIX

Des médicaments que, sous sa seule garantie, le pharmacien peut directement vendre au public sans ordonnance de médecin.

Selon les dispositions de l'article 32 de la loi de germinal an XI, les pharmaciens ne pourront délivrer des médicaments que d'après les prescriptions des médecins ou officiers de santé.

Aucune pénalité (ce qui est fort heureux) ne s'applique à cette contravention. Quand il arrive un accident, le premier soin n'est-il pas de courir chez le pharmacien, et ne voyons-nous pas tous les jours des cas de ce genre?

En refusant de donner les soins et de fournir des médicaments d'urgence, le pharmacien que l'on trouve toujours chez lui, encourrait le blâme et la réprobation publique.

Le bon sens est souvent au dessus de l'imprévoyance de la loi.

Le pharmacien remplit donc une mission d'humanité en pansant un blessé et en donnant les premiers soins dans un empoisonnement et autres accidents graves, surtout en l'absence d'un médecin. Aussi demandons-nous qu'il soit légalement autorisé à délivrer les médicaments qu'il juge utiles dans ces cas d'urgence.

En outre, l'expérience a prouvé qu'un grand nombre de médicaments simples et composés peuvent, sans le moindre danger pour la santé publique et sans nuire aucunement aux droits des médecins, être vendus par le pharmacien sous sa seule responsabilité. Dans une foule de cas de médecine domestique, les malades ne se traitent-ils pas eux-mêmes.

Lorsqu'ils achètent chez le pharmacien certains médicaments, celui-ci ne les délivre qu'après s'être renseigné sur les doses et l'emploi auquel on les destine, et quand il voit le moindre danger dans leur administration et dans leurs effets, il est de son devoir d'en refuser la vente.

Les pauvres, les malheureux, les ouvriers, les artisans et toutes les classes de la société, dans un but d'économie souvent mal entendu et que le pharmacien ne peut contrôler, ne voient pas la nécessité de s'adresser au médecin, pour éviter le paiement du prix d'une consultation. Ils achètent en ce cas directement chez le pharmacien les médicaments qu'ils croient nécessaires.

Pourquoi le public pauvre n'éviterait-il pas une dépense de 1 ou 2 francs, que le plus souvent il ne possède pas, pour payer une consultation? Alors surtout que le prix du médicament ne coûte que quelques centimes.

Nous comprenons que, dans un but d'humanité et de philanthropique liberté, tout pharmacien assermenté, soit seul juge de la valeur thérapeutique des médicaments quand les doses auxquelles il les délivre ne peuvent être nuisibles à la santé.

La garantie et la responsabilité des pharmaciens ne doivent être sérieuses que pour la vente des substances dont l'emploi peut offrir quelques dangers. Une liste officielle de tous les médicaments simples et composés (et ce sera le plus grand nombre), que le pharmacien pourra directement livrer au public sans prescription de médecins, devra être publiée à cet effet.

En cas d'accidents, s'il était prouvé que ce fût par la faute du pharmacien, il se trouverait sous le coup, comme par le passé, des articles 1383 et 1384 du Code civil, et de l'article 319 du Code pénal.

Sous toutes réserves de ces circonstances exceptionnelles, la vente des médicaments doit être libre et sans entraves. Le pharmacien qui aura rempli les formalités de la loi ne doit plus être inquiété.

CHAPITRE XX

De la vente des poisons par les pharmaciens.

Le mot de poison était pris dans nos vieux auteurs dans le sens de potion ; on le définit par tout ce qui peut donner la mort.

On trouve des poisons dans les trois règnes de la nature, parmi les végétaux, les animaux, les minéraux.

Dans le règne végétal, un grand nombre de poisons sont dans les campagnes, à la portée de tout le monde. La plupart des habitants savent fort bien que les champignons sont vénéneux, que la ciguë, la belladone, la jusquiame, la digitale, les renoncules, le tabac, le stramonium, etc., sont des plantes dangereuses que, dans leur instinct, les animaux évitent de brouter ; que le seigle ergoté nuit à la qualité du pain et que son usage continué produit la gangrène ; que la sabine est abortive pour les animaux, que le pavot est somnifère, que les mouches cantharides forment des vésicatoires.

La loi concernant les substances végétales vénéneuses est à peu près inutile pour la province, les crimes et tentatives d'empoisonnement par l'emploi de ces plantes prises chez les pharmaciens sont extrêmement rares, c'est à peine si l'histoire en fournit quelques exemples à travers les siècles.

La création des herboristes et leur séjour dans les grandes villes ont seuls nécessité les dispositions pénales de la loi sur la vente des plantes réputées vénéneuses.

Nous ferons remarquer que l'article 37 de la loi du 21 germinal et l'ordonnance de police du 9 nivôse an XII ne concernent que les seules substances minérales vénéneuses.

Et cependant la législation actuelle sur la vente des plantes vénéneuses par le pharmacien le punit, en cas de contravention, d'une très-forte amende. Il n'est pas même mention des herboristes.

Les auteurs du tableau des substances toxiques annexé à l'ordonnance du 29 octobre 1846, modifiée par le décret du 8 juillet 1850, n'étaient pas suffisamment compétents pour former une liste, qui contenait les plus grossières omissions en ce qu'elle mentionne des noms de substances inconnues et ne comprend pas certains poisons fort dangereux vendus au public sans aucun contrôle.

Qu'il nous soit permis de faire quelques observations sommaires sur cette législation, on ne peut plus irrégulière, de la vente des poisons végétaux.

Le tabac est inscrit sous le nom de nicotiane au tableau formé selon le décret du 8 juillet 1850.

Le pharmacien qui vendrait même une très-faible quantité de nicotiane (tabac), sans se conformer aux exigences de l'inscription sur le registre des poisons, serait, par l'effet de cette contravention, punit d'une amende de 100 francs à 300 francs et d'un empoisonnement de 6 jours à 2 mois.

Que la même substance (tabac) ou nicotiane soit vendue, même à fortes doses, au nom de la régie par les débitants, et que de l'effet de ce tabac il résulte des empoisonnements, le débitant et la régie seront-ils pris à partie pour être responsables et punis des peines correctionnelles.

Evidemment non, et cependant le tabac fourni par la régie, doit être un plus dangereux toxique que la nicotiane livrée en nature. L'action du tabac est rendue plus active par l'introdution de sels vénéneux, les chlorates et azotates de potasse qui sont incorporés au tabac de la régie. Le fruitier, le marchand de comestibles, les particuliers qui se méprennent dans le choix des champignons, en vendant ou donnant des champignons vénéneux pour des champignons comestibles, sont-ils légalement coupables de ces erreurs dangereuses?

Il est un fruit exotique que le pharmacien peut vendre au

premier venu, sans aucune formalité, pour la destruction des animaux nuisibles. La noix vomique est un des plus dangereux toxiques, dont les effets sont aussi funestes pour l'homme que pour les animaux.

S'il arrive des délits par la destruction d'animaux domestiques, des crimes, même des empoisonnements, avec cette substance, le pharmacien qui l'aura délivrée ne pourra être inquiété, par une raison bien simple, c'est que la noix vomique n'est pas inscrite aux tableaux des 29 octobre 1847 et 8 juillet 1850.

Il est un autre poison des plus subtils dont les effets sont doublement dangereux. Un violent toxique qui cause tous les jours les plus terribles malheurs et les plus désastreuses conséquences. Nous voulons parler de la matière phosphorée des allumettes chimiques; non-seulement elle empoisonne avec d'atroces douleurs l'homme et les animaux; les fréquents incendies occasionnés par les allumettes chimiques ont fait périr dans les flammes un nombre incalculable de victimes.

Pourquoi ne pas réglementer la vente des allumettes chimiques qui, comme tous les poisons, ne devraient être vendues qu'aux chefs de famille connus et domiciliés, par les épiciers ou tous autres marchands autorisés qui, comme pour les poisons, inscriraient les noms des acheteurs sur des registres destinés à cet effet.

Nous ne pouvons passer sous silence la vente, par quiconque veut en faire le commerce, d'un grand nombre de poisons employés dans les arts et l'industrie. Les épiciers, les marchands de couleurs ne vendent-ils pas des sels, des acides, des vitriols arsénicaux pour chauler les blés, du cobalt pour tuer les mouches, de la pâte phosphorée pour la destruction des rats, du vert de gris pour la peinture et pour le pansement des animaux; de la potasse, de l'eau de javelle, etc.

Tous les fournisseurs de poisons payent une patente pour exercer leur industrie, mais la patente ne définit pas les articles qui sont du ressort de telle ou telle profession, de façon que les commerces sont tous aujourd'hui anarchiquement confondus. Les professions empiètent les unes sur les autres et se font les concurrences les plus déplorables, dont les conséquences mènent à la banqueroute, nuisent au crédit et à la confiance publique.

Sans détruire les justes droits de la liberté du commerce, pourquoi ne réglementerait-on pas cette fâcheuse confusion qui se propage dans toutes les branches de l'industrie.

Les concurrences déloyales qui en résultent ne sont-elles pas des poisons qui détruisent peu à peu la moralité du commerce.

La patente devrait définir les limites du possible permis à chaque commerçant, et considérer comme contravention aux règlements, tout négociant qui viendrait s'immiscer dans une industrie étrangère à sa profession. Le droit d'un commerçant patenté doit être respecté pour la vente des articles de sa profession, au même titre que la propriété foncière des particuliers.

Cette digression nous ramène à notre sujet, relativement à la vente d'un grand nombre de poisons par les professions étrangères à la pharmacie. Les accidents, les empoisonnements, les crimes commis par des poisons de tous genres vendus au premier venu par les épiciers, marchands de couleurs ou autres industriels patentés, ne les rendent pas responsables des conséquences qui en résultent. Il est évident qu'ils ne sont pas obligés de savoir si telle ou telle substance est un poison, ils en ignorent les propriétés vénéneuses et n'ont pas à y tenir la main.

La loi n'a d'effet que pour le pharmacien et l'impunité est de droit pour tous autres commerçants. Cette sévérité draconienne est en suspension permanente sur les biens et la personne du pharmacien, et cependant, dans les cas d'accidents et d'empoisonnements, ne trouve-t-on pas le pharmacien toujours empressé à porter secours et à donner les premiers soins?

De la vente et du commerce des poisons minéraux.

Une déclaration royale de juillet 1682 défend à toutes sortes de personnes, à peine de la vie, même aux médecins et apothicaires, à peine de punitions corporelles, d'avoir et garder des poisons simples ou préparés qui, n'entrant dans aucune composition ordinaire, ne peuvent servir qu'à nuire et sont, de leur nature, pernicieux et mortels.

Depuis cette déclaration, rendue il y a 180 ans, les progrès des sciences ont découvert un nombre formidable de poisons de tous les genres.

A cette époque éloignée, la vente des poisons minéraux fut sévèrement réglementée, les sels d'arsenic, le réalgar, l'orpiment et le sublimé, ne pouvaient être vendus que par les épiciers et apothicaires des villes, aux personnes connues et domiciliées, et seulement pour être employés dans leur profession.

Les épiciers et marchands des bourgs et villages durent, ainsi que les maréchaux, remettre tout ce qu'ils avaient chez eux de ces poisons aux marchands des villes les plus prochaines, qui devaient leur en rendre le prix, sous peine de 3,000 livres d'amende et même de punition corporelle.

Les apothicaires et marchands des villes qui négligeraient d'écrire sur un registre particulier, la qualité et la quantité de ces substances, seront condamnés à 1,000 livres d'amende pour la première fois.

Nous voyons que, sous l'ancienne législation, la vente de l'arsenic et de ses composés et celle du sublimé étaient seules autorisées et à des conditions très-sévères. Toute autre substance de nature vénéneuse ne pouvait être vendue; il était même fait défense expresse à tous les particuliers d'en posséder chez eux.

L'article 34 de la loi de germinal an XI ajouta une nouvelle disposition en obligeant les pharmaciens et épiciers à tenir les poisons en un lieu séparé et fermant à clef; l'amende, pour cette contravention, fut de 1,000 francs à 3,000 francs.

Une ordonnance de police du 9 nivôse an XII publia la liste des substances minérales réputées vénéneuses.

Cette liste fut augmentée, par ordonnance royale du 29 octobre 1846, d'un grand nombre de nouvelles substances toxiques de nature animale et végétale. Cette liste, mal conçue, présentait un amalgame des plus incohérents de substances diverses, peu ou point vénéneuses, dont quelques-unes sont inconnues dans le commerce, et par conséquent inusitées.

Le décret du 8 juillet 1850 fit disparaître ces erreurs matérielles en réformant et retirant de la liste la plupart des substances, en sorte qu'il ne figure plus au tableau qu'une vingtaine de produits, assez imparfaitement définis et dénommés.

Néanmoins, la vente des substances vénéneuses, faite en inexécution de la loi, rend le pharmacien passible d'une amende de 100 francs à 1,000 francs par application de la loi du 25 juillet 1841.

La législation sur la vente des poisons est très-incomplète et souvent inapplicable; il serait indispensable qu'elle fût réformée. Le pharmacien en subit seul les rigueurs; le médecin, le vétérinaire, qui vendent des médicaments, employent tous les jours des substances toxiques dont les noms sont inscrits au tableau officiel. Pourquoi nos concurrents sont-ils dispensés de tenir, comme nous, un registre indiquant les noms des malades, les doses des médicaments et la désignation de leur emploi?

La loi sur les poisons est défectueuse et inhumaine, quand elle condamne à l'amende un pharmacien pour avoir vendu, sans ordonnance de médecin, quelques centigrammes de *tartre stibié*.

Nous allons, par un simple raisonnement, en donner la preuve.

L'auxiliaire du médecin et souvent son *alter ego*, en son absence, n'est-il pas le pharmacien ?

Dans un cas pressant, dans une angine croupale, le premier soin des parents est, quand il n'y a point de médecin, d'accourir chez le pharmacien et demander des secours urgents.

Le pharmacien remettra quelques centigrammes de *tartre stibié*, pour faire vomir l'enfant.

Tout retard en ce cas serait mortel. L'enfant échappe à la mort qu'il n'aurait pas évitée si l'on avait attendu l'arrivée du médecin, absent de chez lui.

Si le pharmacien, se renfermant dans les rigueurs de la loi, refuse de délivrer sans ordonnance de médecin quinze ou vingt centigrammes d'émétique, il sera dans son droit.

S'il les délivre, et que, par son extrême complaisance, l'enfant soit sauvé, le pharmacien peut être dénoncé, poursuivi et condamné correctionnellement à 100 fr. d'amende, et, dans le cas où l'enfant aurait succombé, les parents peuvent se porter partie civile, demander et obtenir des dommages-intérêts.

Ainsi, pour avoir suivi la loi de sa conscience, qui lui fait un devoir de soulager ses semblables, au péril de la vie, le pharmacien qui aura vendu pour trente ou quarante centimes de tartre stibié, sans prescription de médecin, se trouvera en contravention à la loi, fort injuste pour lui, et sera forcément condamné, les circonstances atténuantes ne pouvant être invoquées.

Le public, assez mauvais juge en tout ce qui concerne la pharmacie, ne lui tiendra pas compte de ses bonnes intentions, il ne ménagera pas les quolibets ; et notre confrère, fût-il le plus honnête homme du monde, sera injustement entaché d'une condamnation désespérante.

L'émétique est un des médicaments les plus précieux de la thérapeutique. Dans certains cantons, les pharmaciens le vendent sous forme de pastilles carrées, contenant 5 à 10 centig., chacune, de tartre stibié. Dans d'autres contrées, il est dissous à la dose de 5 à 10 centig. par 30 gr., dans un sirop coloré.

Le public des villes et les paysans des campagnes connaissent ces médicaments sous les noms de tablettes et sirops vomitifs *de Charras*. Ils les achètent 10 cent. la tablette et le sirop, 40 cent. les 30 grammes. Le pharmacien leur indique la manière de les administrer.

La classe la plus nombreuse des prolétaires et une partie des autres classes ne comprendraient jamais que pour se procurer directement chez un pharmacien un vomitif pour les soulager dans de fréquentes indispositions, tant pour eux que pour leurs enfants, une prescription de médecin fût de rigueur. Cela est facile pour les gens riches qui peuvent payer l'ordonnance; mais les pauvres, mais les malheureux et les trois quarts de la société, se trouveraient dans un embarras extrême, si, pour acheter 15 ou 20 cent. un vomitif ou un purgatif, qui leur est fort utile, il fallait débourser 1 ou 2 fr., pour payer le médecin, qui n'est pas obligé de donner gratis son ordonnance.

Nous concluons que, pour éviter et faire disparaître ces entraves, qui nuisent aux intérêts de la santé publique et à la liberté professionnelle du pharmacien, dont les connaissances et la responsabilité doivent être une garantie sérieuse, il soit permis au pharmacien de délivrer directement au public, sur sa demande, tout médicament dont l'administration à doses graduées ne peut être nuisible à la santé et dont l'appréciation sera laissée au pharmacien qui, en toute circonstance, devra renseigner les malades sur leur mode d'administration.

En cas d'accidents, le pharmacien ne pourrait être inquiété, si toutefois il a suivi les recommandations prescrites par la loi.

Il en serait ainsi pour le laudanum, qui est un médicament fort utile et d'un emploi quotidien, quelques gouttes suffisent pour calmer les douleurs les plus violentes, il doit donc être permis au pharmacien de délivrer sans ordonnance de médecin, 1 ou 2 gr. de laudanum aux personnes connues et domiciliées.

Pour ce qui est de la vente des poisons, nous les divisons en trois catégories, savoir :

Première catégorie. Les plantes dites vénéneuses, les solanées et les substances végétales en nature.

Deuxième catégorie. Les produits chimiques, alcaloïdés, végétaux ou minéraux, employés en thérapeutique.

Troisième catégorie. Les poisons employés dans les arts et ceux pour la destruction des animaux nuisibles.

Une liste officielle, en trois colonnes séparées, contenant la nomenclature de ces diverses substances, sera imprimée sur le registre où le pharmacien devra inscrire, jour par jour, la dose des médicaments délivrés, leur usage interne ou externe, le nom du médecin et celui du malade.

Les contraventions seraient, pour la première catégorie, une amende de simple police en justice de paix.

Les contraventions de la seconde classe seraient, selon les circonstances, du ressort de la police correctionnelle.

L'inobservation du règlement pour les deux dernières catégories, relèverait de la police correctionnelle; mais les plus larges circonstances atténuantes pourraient être admises en faveur du pharmacien.

CHAPITRE XXI

Des frais de dernière maladie.

Dans l'exercice de notre profession, nous avons, comme tous les confrères, éprouvé des embarras sérieux, par l'effet de l'interprétation mal fondée, selon nous, de l'article 2101 du code civil, en ce qui concerne les frais de dernière maladie.

Les officiers ministériels, les tribunaux mêmes, ont prétendu que, en matière de privilége, la dernière maladie est celle qui se termine par la mort; il est en ce cas évident que le privilége du médecin et du pharmacien ne peut être contesté.

Mais si le malade, par suite des soins éclairés du médecin, ne meurt pas, il résulte que le médecin et le pharmacien n'ont pas de privilége en cas de guérison, et quand même le malade, par reconnaissance pour son médecin et son pharmacien, aurait reconnu, par un acte authentique, la dette pour soin de dernière maladie, cet acte ne primerait pas les créances hypothécaires, dans un ordre judiciaire.

Cette interprétation de la loi est un contre-sens incompatible avec l'équité et l'humanité.

En effet, si le médecin néglige son malade ou s'il le traite mal et que celui-ci en meure, le médecin est payé sans contestation par privilége.

Si, au contraire, les soins et la science du médecin guérissent le malade, le médecin et le pharmacien sont exposés à perdre, l'un ses honoraires, l'autre le montant de ses fournitures.

Pour détruire le mauvais effet produit par l'interprétation de la loi et pour éviter tout commentaire au rebours du bon sens, il serait juste que les frais et honoraires de toute maladie, suivie de mort ou de guérison, fussent privilégiés. Ces frais, en cas de faillite, sont privilégiés par les tribunaux, quand bien même le failli ne serait pas mort.

Un arrêt du tribunal du commerce de la Seine, du 15 juillet 1851, a consacré, sur cette question, le privilége du médecin et du pharmacien; les créances de dernière maladie priment le privilége du propriétaire sur le locataire.

Nous proposons que l'article 2101 du Code civil soit plus clairement rédigé, afin que le médecin et le pharmacien n'aient point à se renseigner sur la position pécuniaire et les garanties de solvabilité d'un malade qui réclame des soins. Rien n'oblige le médecin à faire des visites à des clients qu'il soupçonnera d'être véreux, ni le pharmacien à leur fournir des médicaments d'un crédit douteux. Les riches comme les pauvres, les gens endettés et insolvables ont droit aux secours de la médecine ; c'est une loi d'humanité que d'assister ses semblables dans leur maladie. Pour le règlement des comptes et frais de dernière maladie, toute personne intéressée, le malade lui-même, pourra réclamer la taxe officielle.

Les dépenses des maladies ne pourraient porter qu'un bien faible préjudice aux créanciers d'un malade qui se trouve dans de mauvaises affaires. Ce privilége serait pour le malade une consolation, en ce qu'il lui garantirait que les soins qu'exige son état ne lui seront pas refusés. C'est donner plus de force au privilége de dernière maladie suivie de mort, que de l'étendre au cas où ce serait plus heureusement la guérison qui suivrait.

CHAPITRE XXII

De la prescription annale concernant les droits des pharmaciens, d'après l'article 2272 du Code civil.

Dans les villes et dans les campagnes, les maladies sont plus fréquentes parmi les classes ouvrières que dans les classes riches ou aisées.

Les habitants qui vivent de leur travail, au jour le jour, dans les campagnes forment les deux tiers de la population des prolétaires.

Lorsqu'un chef de maison, ou quelqu'un des siens, tombe malade, il y a chômage forcé, et, pour peu que la maladie se prolonge, les ressources sont bientôt épuisées. Le malade, quand il n'y a pas rechute, ne revient à la santé qu'après une convalescence plus ou moins longue.

Les honoraires du médecin et ce qui est dû au pharmacien se trouvent fort rarement payés au comptant.

Le manque et la suspension de travail amènent la gêne dans les familles, il faut attendre la guérison pour reprendre les travaux, les premiers salaires servent à satisfaire aux premières nécessités de la vie, les besoins sont grands pour le malade qui ne possède pas la moindre épargne ; il est donc impossible de payer dans le délai légal d'un an les notes dues au médecin et au pharmacien. Ce serait apporter la désolation dans la plupart des familles des campagnes et des villes que d'exiger les paiements de ces dettes dans le délai de la loi.

Les malheureux débiteurs ne pouvant y satisfaire, n'oseraient s'adresser de nouveau au médecin et au pharmacien en cas de maladie; ils se priveraient des secours que l'humanité est en droit de réclamer.

Pour concilier les intérêts des malades et ceux des médecins et des pharmaciens, il serait nécessaire de porter d'un an à cinq ans le délai de la prescription pour paiement des frais de dernière maladie, ainsi que cela se pratique pour les pensions alimentaires et les loyers des maisons.

Les notaires, dont la clientèle est formée de gens qui possèdent, n'ont-ils pas trente ans pour réclamer leurs honoraires.

Les médecins et les pharmaciens, dont les quatre cinquièmes de la clientèle se composent de gens peu aisés ou d'artisans et ouvriers, vivant du produit d'un travail journalier, ne devraient-ils pas être favorisés à l'égal des notaires. N'est-il pas plus rationnel que celui qui a des ressources et qui possède puisse, sans se gêner, payer au bout de l'année bien plus facilement que celui qui vit de son travail, à peine suffisant pour élever sa famille, et qui ne peut faire honneur à ses affaires qu'après un délai bien plus éloigné.

CHAPITRE XXIII

Des droits de la veuve au décès du mari.

Le titre IV, article 41 de la loi du 25 thermidor an XI, ayant pour objet la police de la pharmacie, ne permet à la veuve d'un pharmacien de pouvoir tenir officine ouverte que l'espace d'un an, sous la direction d'un élève âgé de vingt-deux ans, au moins et sous la surveillance des membres du jury.

Lors du vote de la loi, la pharmacie n'était pas comme aujourd'hui dans une situation aussi décourageante.

Au décès d'un pharmacien, la veuve trouvait facilement à céder, dans l'espace d'une année, la pharmacie du défunt.

Depuis plus de quarante ans que la décadence de la pharmacie est allée crescendo et que les pharmaciens eux-mêmes ont, pour la plupart, vieilli dans l'exercice professionnel, ne trouvant souvent à aucun prix à céder, de leur vivant, leur pharmacie, leur seul gagne-pain, ils sont heureux lorsque quelque jeune confrère, y voyant son intérêt, veut bien acheter à vil prix une ancienne pharmacie et relever son vieux confrère d'une longue servitude.

Ce que nous disons est l'exception. Les jeunes pharmaciens, libres par leur diplôme de s'établir en concurrence, préfèrent, le plus souvent, user de ce droit, quand bien même ils feraient peu d'affaires dans les premiers temps. Ils savent que l'ancien confrère venant à mourir, la pharmacie se fermera d'elle-même et qu'ils n'auront pas de clientèle à payer. Ils achèteront à la vente ce qui leur conviendra du matiériel et le surplus sera vendu comme marchandise de bric-à-brac.

Une pauvre veuve que la loi devrait protéger, qui a tous les droits possibles à l'appui et à la protection des confrères, ne trouve que déception, ruine et misère.

Combien de pharmacies se sont ainsi éteintes. Il n'est pas douteux que, sous l'empire de la la loi actuelle, la majeure partie de celles d'aujourd'hui n'auront pas d'autre fin.

Ce serait une statistique fort intéressante que celle qui fournirait des renseignements exacts sur le nombre des pharmacies qui se sont fermées depuis quarante ans, par manque de successeurs.

Dans une ville de 30 à 40,000 habitants, que nous habitions il y a plus de trente ans, il se trouvait à cette époque douze pharmacies. De ces douze maisons, il en est trois seulement qui ont survécu, jusqu'à ce jour, par transmission.

La ville contient quatorze ou quinze pharmacies. C'est donc douze nouvelles qui, dans l'espace de trente-deux ans, ont été substituées aux anciennes, sans autre forme de procès que celle-ci : ôte-toi de là que je m'y mette sans indemnité.

Nous croyons sage et humain de proposer que la veuve ou les héritiers puissent faire gérer la maison par un pharmacien ou un élève agréé par les écoles ou les chambres syndicales, l'espace de deux ans, temps à peine suffisant pour trouver à céder la pharmacie.

Ce délai, qui pourrait être plus long, éloignerait les concurrences déloyales qui, sous prétexte de traiter d'une pharmacie, par suite de décès, demandent à connaître la position et le chiffre d'affaires de la maison. Une fois suffisamment renseignés, des confrères, dépourvus de tous sentiments de délicatesse, s'établissent en concurrence et ne répugnent pas à faire fermer, au bout de l'année, la pharmacie de la veuve, qui, les ayant accueillis avec confiance, se voit dépossédée et trahie.

Il nous paraîtrait juste, par ces motifs, qui reposent sur la justice et l'équité, que des pharmaciens ou des élèves, agréés par les écoles ou les chambres syndicales, fussent chargés de diriger les pharmacies, par suite du décès du titulaire, pendant toute la période du temps légal.

Les chambres syndicales seraient chargées de la surveillance et de la transmission des pharmacies, ainsi que cela se pratique pour la vente des charges des officiers ministériels, soit par suite de décès, soit à l'amiable, du vivant de ces fonctionnaires pubics.

CHAPITRE XXIV

Des prête-noms.

La question de la vente forcée d'une pharmacie nous engage tout naturellement à émettre notre opinion sur la question des prête-noms.

Qu'est-ce qu'un prête-nom ?

M. Troplong, commentant le prête-nom, le définit ainsi :

Le prête-nom est revêtu d'un titre apparent qui lui donne, dans ses rapports avec les tiers, tous les droits des propriétaires. Il est à leur égard, non pas un agent intermédiaire, qui se meut sous l'influence de la volonté d'autrui, mais un maître qui dispose de la chose.

Notre savant jurisconsulte explique toute la portée et les effets de cette situation.

En pharmacie, quiconque est titulaire d'un diplôme peut exercer sa profession.

Supposons des pharmaciens diplômés après de savants

examens : Ils présentent toutes les garanties que l'on est en droit d'exiger d'eux. Hé bien! ces confrères n'ayant d'autres recommandations que leurs titres et ne présentant pas la moindre solvabilité ne pourront, malgré tout leur mérite scientifique, former ni même acheter la plus médiocre pharmacie. Un tiers, voulant faire un placement de fonds, spécule sur les produits d'une pharmacie, ce qui est une opération fort licite.

Il achète une pharmacie et la fait gérer de confiance par un pharmacien reçu qui, quoique pauvre, devient responsable de ses actes et de sa gestion.

Il est libre de spéculer sur le prix des médicaments et de vendre, au rabais ; la loi n'a pas, quant à présent, la moindre action sur le prix des médicaments, mais la police chargée, dans l'intérêt de la santé publique, de l'inspection des pharmacies, a pour mission de s'assurer de la bonne préparation des médicaments.

Hors de là, la loi n'a pas à rechercher quel est le propriétaire de l'officine, le pharmacien seul en nom est responsable.

Nous ne comprenons pas qu'une question si simple soit autrement résolue. En obligeant le pharmacien d'être propriétaire de la pharmacie qu'il dirige ; qu'il y fasse ou non ses affaires, c'est une contrainte illégale.

Nous sommes persuadé qu'un grand nombre de pharmaciens seraient dans des conditions d'exercice bien meilleures s'ils n'avaient pas à supporter les lourdes charges de leur maison et qu'ils auraient plus d'avantage d'être libres de diriger, en recevant de bons appointements, une pharmacie appartenant à un tiers.

Nous ne partageons pas la sévérité des tribunaux contre les prête-noms. Nous admettons qu'un pharmacien ne peut être à la fois titulaire de deux pharmacies. Cette contravention est la seule que la loi doit prohiber.

Si l'on n'accepte pas la légalité des prête-noms, les pharmacies des maisons religieuses n'auront aucune raison d'être, et le devoir de l'autorité serait de les faire fermer, comme exerçant illégalement.

Espérons que, dans un prochain avenir, toutes les contraventions à l'exercice de la pharmacie disparaîtront par l'effet d'une loi sage et protectrice des doubles intérêts du public et des pharmaciens.

CHAPITRE XXV

De l'article 317 du Code pénal qui condamne aux travaux forcés les médecins et les pharmaciens qui par des breuvages auraient procuré l'avortement.

Cette question de breuvages abortifs est résolue négativement depuis longtemps par la science et l'expérience.

Un grand nombre de plantes, fleurs et racines jouissent de propriétés emménagogues. Ces plantes croissent dans les champs et y sont à la disposition de tout le monde, l'absinthe, l'armoise, l'arrête-bœuf, l'ergot de seigle, la rue, la sabine, la busserole (dans les montagnes), sont employées comme toniques diurétiques, emménagogues, mais non abortives.

Si on les administre à des doses trop fortes, elles peuvent, comme toutes les plantes excitantes, déterminer des inflammations, suivies de péritonites dangereuses.

Il n'y a pas crime dans le sens de la loi, puisque leur emploi ne saurait provoquer l'avortement.

Ce sont d'autres moyens plus coupables et plus dangereux

que l'on met en œuvre. Les accidents qui pourraient survenir par l'emploi de ces plantes, conseillées par les médecins et les pharmaciens, ne devront être considérés que comme des délits passibles des tribunaux correctionnels et non des cours d'assises.

CHAPITRE XXVI

De l'article 909 du Code civil.

L'article 909 du Code civil interdit aux médecins et aux pharmaciens de recevoir, par testament, des legs des malades qu'ils auraient traités dans le cas de dernière maladie.

Cette disposition de la loi en ce qui concerne le pharmacien pourrait être supprimée.

Anciennement, les pharmaciens accompagnaient les médecins chez les malades, où ils recevaient eux-mêmes les prescriptions qu'ils préparaient et administraient *secundum artem.*

Les pharmaciens jouaient en ce temps le rôle d'infirmiers complaisants et de garde-malades. Il leur était facile de capter la confiance de leur client et de se faire rémunérer par des dispositions testamentaires.

Ces vieux usages n'existent plus depuis longtemps. Le pharmacien prépare comme autrefois les médicaments, mais il se dispense d'administrer les remèdes. Le pharmacien, assez sédentaire, ne s'absente que rarement et s'il voulait, comme jadis, envoyer, à sa place, son elève, celui-ci ne se prêterait pas au rôle obligeant de donneur de remèdes ou de clystères.

Il serait de toute justice que, dans le cas fort rare où un pharmacien serait favorisé par des dons testamentaires, il pût, comme tout le monde, profiter du legs qui lui serait attribué.

CHAPITRE XXVII

De l'assistance publique dans les campagnes et des sociétés de secours mutuels en ce qui concerne les fournitures de médicaments.

L'assistance publique, dans les campagnes, diffère essentiellement de celle qui se pratique dans les villes.

Tous les grands centres de population, toutes les villes, quelle qu'en soit l'importance, sont dotées d'hôpitaux, d'hospices, de dispensaires, de bureaux de bienfaisance, de Sociétés de secours mutuels. L'une ou l'autre de ces institutions de charité vient en aide aux classes malheureuses et souffrantes; l'ouvrier sans travail reçoit des secours, et, en cas de maladie, il ne lui répugne jamais d'aller à l'hôpital et d'accepter, sur ses vieux jours, une place dans les hospices.

La population des campagnes dont le chef-lieu de canton est au dessous de 2,000 habitants, forme un chiffre total de près de 14 millions d'habitants. Le nombre des communes, en France, est de 36,835; la Savoie en compte 718 : en tout, 37,553. La majeure partie est formée de communes rurales, où les ressources sont, dans la plupart, nulles ou insuffisantes pour venir en aide à tous les ayants-droit.

Notre longue expérience sur divers points de la France nous permet de raisonner la question des fournitures de médicaments aux habitants pauvres, très-nombreux dans les campagnes.

S'il est fâcheux d'être indigent dans les villes, c'est bien autrement déplorable dans les campagnes.

Quand un malheureux quitte son village pour se rendre à l'hospice de la ville, c'est, pour le plus grand nombre, une flétrissure morale, une mendicité avouée et publique. Aussi le pauvre et l'indigent ne se décident pas facilement à se déplacer, ils préfèrent cacher leurs misères plutôt que de les montrer à des voisins bavards et médisants.

Quand un pauvre diable, un prolétaire, un ouvrier rural tombe malade, le plus souvent par manque d'une alimentation suffisante ou à la suite de quelque excès, labeur forcé ou toute autre cause, il se décide, après quelques jours de souffrance, si le mal s'aggrave, à faire appeler le médecin, dont les soins ne lui sont jamais refusés. Le médecin prescrit quelques médicaments que l'on achète à crédit chez le pharmacien. La maladie se prolonge : le malade, n'ayant aucune épargne en réserve, ne peut faire face à ses dépenses. Comme garantie de paiement, il offre son travail, insuffisant, même quand il n'est pas malade, pour subvenir aux frais de son ménage. Si le malheureux meurt, les soins du médecin et les médicaments dûs au pharmacien sont rarement payés par les héritiers, et, ce qui arrive fréquemment, quand le défunt a des dettes ou qu'il laisse des enfants mineurs, son chétif mobilier est vendu par autorité de justice, et le produit suffit à peine pour payer les frais. Les priviléges du médecin et du pharmacien sont perdus sans ressource.

Quand le malade, après une convalescence plus ou moins longue, revient à la santé, il ne peut, de longtemps, payer les dettes forcées contractées pendant la maladie. La gêne et la misère l'étreignent de toute part. Le malheureux, à bout de ressources et de crédit, est exposé à des poursuites judiciaires, à la saisie de son misérable mobilier. L'huissier est, pour les campagnards, la tête de Méduse. Poussé par le désespoir, l'ouvrier déserte furtivement le pays et va dans un autre canton porter sa misère et les charges de sa malheureuse existence.

Telle est la situation véritable d'une partie des ouvriers ruraux.

La maladie engendre le chômage forcé. La perte de travail se traduit par des dettes, les dettes amènent la misère et la misère chasse l'ouvrier et le force d'émigrer dans les villes et même à l'étranger, les secours manquant dans les campagnes, où l'assistance publique est mal comprise et plus mal répartie, et c'est là, nous n'en doutons pas, la principale cause de l'affluence des ouvriers vers les villes.

Il est facile de se rendre compte de cette nécessité qui devient règle de conduite pour les malheureux ouvriers des campagnes.

Dans les villes, l'ouvrier malade est admis sans difficulté dans un hôpital où il reçoit tous les soins nécessaires à sa guérison. En sortant de l'hôpital, les dispensaires, les bureaux de bienfaisance, les Sociétés de secours mutuels l'assistent, soit en aliments, soit en argent, jusqu'à ce qu'il puisse reprendre ces travaux.

L'humanité et la charité se pratiquent dans les villes avec bienveillance, avec impartialité; les administrations de bienfaisance ont pour mission de soulager et guérir les souffrances, sans s'inquiéter de la couleur du drapeau politique ni de celle de la bannière religieuse.

L'humanité est de toutes les opinions et de toutes les religions.

Si l'assistance publique se pratiquait dans les campagnes

comme dans les villes, l'ouvrier et l'artisan se fixeraient invariablement dans les communes et les paroisses où ils auraient trouvé un salaire suffisant à leurs besoins.

Dans les campagnes, quelles que soient les ressources des communes, la charité n'est pas toujours inspirée par des sentiments d'égalité. Les autorités locales, civiles ou religieuses, chargées de distribuer et de répartir les secours ne comprennent pas toujours les grands principes de la religion. Le curé favorise les plus dévots ou les plus hypocrites ; le maire, les plus humbles et les plus soumis.

Notre longue expérience nous a démontré bien des fois que les médicaments fournis et prêtés d'urgence par les pharmaciens aux pauvres, aux malheureux habitants des campagnes, sont, comme les visites des médecins, très-rarement portés aux budgets des bureaux de bienfaisance des communes. Les autorités locales rejettent invariablement toutes les réclamations de médecins ou de pharmaciens quand les fournitures ou visites n'ont pas été autorisées et approuvées au préalable par les autorités, toujours mal disposées pour ces sortes de dépenses.

Il en résulte que les pauvres malades, quand les administrateurs condescendent à cette faveur, se trouvent obligés d'accepter le médecin et le pharmacien qui leur sont imposés d'office, comme si l'indigent, le malheureux ne pouvait avoir la liberté de choisir son médecin et son pharmacien.

Ces crédits d'humanité que les médecins et les pharmaciens font journellement dans les campagnes sont payés par la reconnaissance des malades, qui pensent quelquefois à vous remercier.

Pour obvier à la position déplorable des ouvriers des petites villes et des campagnes, et pour ne pas exposer les médecins et les pharmaciens à des pertes aussi fréquentes, nous proposerions les moyens suivants :

Ils consisteraient à prélever, en vertu d'une loi ou par des arrêtés ministériels ou préfectoraux, un impôt dans le genre de l'*income-tax* qui, en Angleterre, rend les plus grands services aux indigents. Cet impôt serait ajouté à la prestation en nature convertie en argent. Un rôle serait formé pour chaque canton.

Le chiffre nécessaire serait à peine de 500 fr. pour 1,000 habitants inscrits sur les listes.

A cette somme officielle viendraient s'ajouter les dons charitables et les cotisations des membres honoraires.

Une statistique annuelle de tous les ouvriers indigents, pauvres ou prolétaires serait faite par une commission nommée *ad hoc*.

Nous demandons la formation du rôle par canton et non par commune, par le motif que, dans un même canton, il se trouve des communes où il y a fort peu d'habitants à inscrire sur les listes de l'assistance publique, tandis que dans d'autres communes, le nombre est disproportionné à la charité des habitants et aux ressources locales.

Nous voudrions arriver ainsi à établir une solidarité entre toutes les communes d'un même canton; l'administration centrale serait au chef-lieu et comprendrait des délégués dans les communes. Des inspecteurs à fonctions gratuites feraient des visites à domicile et répartiraient en connaissance de cause les bienfaits de l'association, en donnant des bons pour recevoir au chef-lieu les dons nécessaires.

Ce mode de visiter les pauvres et les ouvriers donne à Paris de bons résultats. Celui qui reçoit n'est pas contrôlé par ses voisins, qui ignorent s'il est ou non assisté.

Cette statistique ferait figurer d'office sur les listes, et à titre gratuit, tous les ouvriers indigents, qui ne pourraient payer la cotisation, qui serait fixée à une faible somme payable tous les mois par les sociétaires participants et par les membres honoraires.

Nous comprendrions dans l'association les habitants de tout âge et de tout sexe, 8 à 10 ans et au dessus.

Une indemnité pécuniaire ou des lots utiles au ménage seraient distribués deux fois par an aux plus nécessiteux, aux pauvres honteux, qui recevraient avec reconnaissance les objets les plus indispensables. Ce serait une sorte de loterie dont tous les numéros auraient une valeur de circonstance.

Les médecins et pharmaciens du canton seraient payés deux

fois par an, en vertu d'une taxe officielle, et au prorata de leurs visites et fournitures, comme cela se pratique dans les bureaux des préfectures pour les vaccinations des pauvres dans chaque département.

L'excédant toujours plus élevé des recettes sur les dépenses permettrait de créer, au chef-lieu d'arrondissement, un asile de convalescence comme ceux fondés à Vincennes pour les hommes, et au Vesinet pour les femmes qui font partie des Sociétés de secours mutuels du département de la Seine.

Les pauvres malades des campagnes s'y rendraient sans répugnance, toutes les fois que l'asile ne serait pas considéré comme un hôpital, car, pour beaucoup d'habitants des campagnes, aller à l'hôpital c'est à peu près la même chose que d'aller en prison.

La guérison serait plus prompte que lorsqu'on est traité à l'hospice.

Pendant le séjour limité des convalescents, il serait fait des lectures en commun sur la morale et les devoirs mutuels, à la portée des habitants des campagnes. Comme par exemple les préceptes de conduite de Franklin, intitulés *le bonhomme Richard*, ouvrage qui fut répandu à profusion dans les chaumières, en 1789, et les opuscules d'un campagnard poitevin de nos jours, Jacques Bugeaud, dont les publications intéressent de tout point les lecteurs des villes et des campagnes.

Un mot sur les Sociétés de secours mutuels en ce qui concerne la fourniture des médicaments.

Les Sociétés de secours mutels sont presque aussi anciennes que le monde. Ces institutions ont, selon les temps et les lieux, modifié leurs règlements.

De nos jours, c'est une sorte de franc-maçonnerie qui se compose des deux sexes.

Ces associations philanthropiques ou religieuses ont pris, depuis quelques années, un grand développement : plus de 5,000 fonctionnent en France et tendent à augmenter de jour en jour.

Nous ne nous en occuperons qu'au point de vue de la fourniture des médicaments.

Nous avons lu avec une grande attention les tarifs des médicaments, publiés par la société des pharmaciens de Bordeaux, nous nous sommes renseigné sur ceux de diverses autres localités.

Nous voyons avec peine que ces prix excessivement réduits feront le plus grand tort aux intérêts de la pharmacie militante.

Si les pharmacies centrales des hôpitaux civils ou militaires vendaient les médicaments qu'elles préparent aux directeurs de ces établissements de bienfaisance, elles ne pourraient les livrer au public des hôpitaux à des conditions plus réduites que celles que les pharmaciens de Bordeaux ont acceptées.

Et cependant les hôpitaux et hospices n'ont pas à supporter les charges de patente, de loyer et autres frais des pharmaciens civils.

Chose étrange, c'est qu'à des prix aussi bas, la concurrence des droguistes soit venne proposer une diminution de 20 p. 100,

Nous voyons dans ce nouveau genre de commerce, non-seulement une atteinte des plus préjudiciables aux intérêts des pharmaciens, mais en quelque sorte, une violation de la loi sur les enchères publiques et les coalitions.

Nous allons expliquer notre pensée.

Il se passe dans une ville de 15 à 18,000 habitants les particularités suivantes :

Il se trouve dans la ville de *** six pharmaciens en exercice.

Depuis longues années, l'engouement pour les sociétés de secours mutuels a fait organiser la majeure partie du pays en société de ce genre.

Nos six confrères font, tous réunis, un chiffre d'affaires d'environ 60,000 francs, soit pour chacun une moyenne de 10,000 francs.

Les présidents et administrateurs des sociétés de secours

mutuels traitent pour toutes les fournitures de pharmacie avec un de nos confrères qui, par un acte authentique, s'engage à fournir tous les médicaments, en se contentant d'une remise de 10 p. 100 et pour un chiffre de 20 à 30,000 francs.

Au bout d'un an, les fournitures se sont élevées à 25,000 fr.; notre confrère en reçoit le montant qni lui produit 2,500 fr. de bénéfices.

Mais, pour augmenter les recettes de la pharmacie, il a fallu augmenter le personnel. Un ou deux élèves, un domestique en plus ont été indispensables. Les gages et leur entretien ont absorbé, et au delà, les 2,500 fr. de bénéfices.

Notre confrère, ayant fourni loyalement les médicaments comprend que 10 p. 100 ne sont pas suffisants pour le rémunérer de tous ces travaux. Il se dit : les entrepreneurs, les fournisseurs de tous genres, dans les marchés à forfait, remplissent leurs engagements en employant et livrant des marchandises défectueuses. Pourquoi ne remplirai-je pas mes engagements en fraudant sur les qualités des médicaments que je fournis. Nul ne peut prouver si je fais bien ou mal, en fait de médicaments composés.

Ce raisonnement allant à la conscience du pharmacien, il ne lui répugnera pas de gagner de l'argent en estropiant les prescriptions du Codex et les ordonnances des médecins, il a le monopole et saura le conserver avec bénéfices.

Voilà la morale du pharmacien fournisseur. Morale qui fait la règle de conscience d'un grand nombre d'industriels.

Les sociétaires malades sont donc obligés de prendre les médicaments chez le pharmacien agréé par la Société. Ils ne pourront, sans être obligés de payer de leur poche, faire exécuter les ordonnances chez tout autre pharmacien qui aurait leur confiance.

C'est là une oppression et une injustice résultant de la contrainte forcée.

Voyons maintenant la position des cinq confrères qui n'ont pas la confiance des administrateurs de Sociétés de secours mutuels.

Les 60,000 fr. de recettes totales réparties entre six, se trouvent divisés et réduites en deux parts. Le pharmacien fournisseur en reçoit à lui seul 30,000 ; les autres cinq sont tombés à des recettes moyennes de 5 à 6,000 fr., pour chacun.

Notre calcul est facile ; si une recette de 10,000 fr. est à peine suffisante pour assurer le nécessaire, que deviendra le pharmacien, quand cette recette sera réduite de plus de moitié ? Il en résultera ruine et misère. Le pharmacien ne pourra plus vivre, sa pharmacie n'aura plus de valeur, et pour renchérir sur le tout, les habitants diront : Nous n'allons plus que chez le fournisseur de la Société, parce que les autres pharmaciens vendaient trop cher.

Voit-on de ces marchés scandaleux chez les officiers ministériels ? trafiquent-ils sur le prix des actes ? La loi et les règlements s'y opposent.

En face d'un pareil abaissement moral et matériel, nos cinq confrères n'auront d'autre parti à prendre que de se résigner, en attendant qu'il soit fait justice à leurs doléances.

La loi, gardienne vigilante des intérêts moraux de toutes les professions, doit intervenir pour nous protéger dans l'exercice de notre profession. Qu'une taxe officielle du prix des médicaments soit décrétée et que complète liberté soit laissée aux malades d'aller prendre leur médecin et pharmacien là où est leur confiance.

A cet effet, nous proposerons qu'une plainte, sous forme de pétition, soit adressée à Son Excellence le ministre de l'Intérieur, de la juridiction duquel relèvent les Sociétés de secours mutuels.

Si ces abus lui étaient signalés, il ferait certainement justice de toutes ces infractions aux lois de l'équité et de l'humanité.

En Belgique, où les lois sont empruntées au Code français, tous les pharmaciens fournissent d'après un tarif. Les pauvres, les membres des bureaux de bienfaisance et ceux des sociétés de secours mutuels prennent leurs médicaments chez tel pharmacien qui leur inspire le plus de confiance.

La position de la pharmacie actuelle pourrait se comparer à celle d'un boulanger qui aurait le droit de faire du pain avec toutes sortes de denrées bonnes et mauvaises et de le vendre en concurrence de prix avec le bon pain de ses confrères. La police taxe et surveille la qualité du pain, limite même, dans les villes, le nombre des boulangers. Espérons que la pharmacie sera réglementée dans un avenir prochain.

CHAPITRE XXVIII

Des Chambres syndicales.

Les officiers ministériels, notaires, avoués, huissiers, sont organisés en corporation, avec des chambres syndicales et disciplinaires.

Des chambres de commerce sont formées dans tous les départements.

Des conseils de prud'hommes, des chambres consultatives sont créées dans les centres manufacturiers.

La pharmacie seule ne participe point à ces institutions d'intérêts commerciaux et professionnels.

La pharmacie, placée dans son exercice au niveau de la science, se développerait par l'institution des chambres syndicales.

Un règlement du 23 décembre 1855 divise la France en seize circonscriptions académiques. Tout chef-lieu d'académie serait le point central et le siége d'une chambre syndicale,

Les pharmaciens en exercice dans la circonscription de chaque académie forment un nombre de trois ou quatre cents. A ceux-ci seraient ajoutés tous les pharmaciens à titre honoraire, ayant exercé au moins vingt ans.

Les présidents, les professeurs des écoles secondaires feraient partie de droit des chambres syndicales. L'élection des membres serait faite par des comités formés de dix pharmaciens, au moins. Dans chaque arrondissement, un délégué sur dix serait choisi pour assister aux réunions générales, annuelles ou bisannuelles, le délégué représenterait les intérêts de ses commettants et serait leur intermédiaire.

Supposant que le ressort d'une académie soit desservi par trois ou quatre cents pharmaciens, la chambre syndicale se trouverait formée de trente ou quarante membres.

Les chambres syndicales se subdiviseraient en comités de cinq membres, comme cela se pratique dans les conseils généraux.

Les travaux des comités, publiés et imprimés, auraient pour objet les progrès des sciences et les intérêts moraux et matériels de la pharmacie.

A l'un des comités serait attribuée la rédaction des bulletins scientifiques.

A l'autre, l'examen des médicaments nouveaux, étudiés principalement sous le rapport de l'utilité qu'il pourrait y avoir de les classer parmi les médicaments officiels. La limitation, la répartition, le tarif seraient dans ses attributions.

Une troisième section aurait pour mission d'inspecter les pharmacies et de recevoir, dans ses tournées, les communications que tout pharmacien serait en droit de faire. Elle s'occuperait, en outre, des questions d'hygiène et de salubrité publique.

Une quatrième section aurait dans ses attributions la vente et transmission des officines et la surveillance des élèves et des pharmacies après décès, les secours à accorder aux pharmaciens malheureux ou à leurs veuves, etc.

Une dernière section comprendrait la comptabilité et la correspondance, etc., etc.

Nous parlons à dessein de la transmission des pharmacies,

Quand un pharmacien, par des raisons que le comité aurait à apprécier, voudrait changer de résidence, il en trouverait l'occasion par l'entremise des chambres syndicales.

Cette combinaison pour la formation des chambres syndicales est calquée sur celle des sections de l'institut. Si elle était adoptée, la pharmacie se trouverait rehaussée dans la considération morale, scientifique et professionnelle.

Les chambres syndicales seraient placées sous le patronage des ministres et des écoles supérieures de pharmacie.

Les frais d'administration seraient fournis par une cotisation fixe de dix francs pour tout pharmacien en exercice et pharmacien honoraire.

Si le nombre des membres de chaque circonscription est de 3 ou 400, ce serait un capital annuel de 3 à 4,000 fr., somme bien suffisante pour faire face à toutes les dépenses. Les membres des chambres seraient renouvelés tous les cinq ans, par l'élection; les membres sortants pouvant être réélus indéfiniment.

CHAPITRE XXIX

De l'avenir de la pharmacie comparé au présent.

La loi qui régit la pharmacie date de soixante ans, elle compte dejà trois ou quatre générations.

Il est donc indispensable, dans l'intérêt général, de la mettre en harmonie avec les progrès des sciences.

Le pharmacien, comme dans le passé, se recommande par son titre, dont la valeur sociale est fort secondaire, parce que le droit d'exercice légal qui en découle cesse de lui offrir les garanties que lui assurait jadis la loi de germinal, tombée en désuétude.

Le code pharmaceutique, base première de l'exercice de la pharmacie, n'étant pas protégé par des lois tutélaires, a préparé le déclin et la décadence de la pharmacie.

Des lois régénératrices replaceront le Codex et la pharmacie dans des positions scientifiques et professionnelles qui honoreront la nation qui les aura conçues.

Elles serviront de modèle aux puissances étrangères, par les services que la pharmacie rendra à la société. Cette profession, qui se trouve déclassée du rang où son mérite l'avait élevée, reprendra dans l'avenir les prérogatives dues à la science du pharmacien, et les hommes les plus intelligents s'honoreront de suivre cette carrière, digne à tous égards d'une haute considération publique.

Les pharmaciens sont depuis bien des années réduits aux dures épreuves des concurrences de tous genres qui ont affaibli leurs minces bénéfices et placé la profession dans un état de gêne on ne peut plus déplorable. Des ventes rares et peu rétribuées, des pertes fréquentes pour des médicaments vendus à crédit, la nécessité forcée d'être constamment à la disposition du public, pour une vente infime de cinq ou dix centimes, ce petit détail de commerce fait par le pharmacien lui-même, et les diverses tracasseries du métier, l'avilissement du prix des pharmacies, toutes ces causes ont amené le déclassement de la profession réduite et considérée à l'égal de celle des petits marchands et boutiquiers.

Le pharmacien, riche par l'instruction, est pauvre dans son état et obligé, pour satisfaire aux dures nécessités de la vie, de se restreindre et de descendre à la position sociale de l'artisan et du petit employé.

En ces temps d'argent, l'homme est considéré non pour son mérite et sa science personnelle, mais pour sa position de fortune.

Les honneurs vont à ceux qui possédent, et le pharmacien

qui n'est pas fortuné, se voit distancé par les notaires, propriétaires, marchands en gros qui, dans toutes les petites villes, tiennent le premier rang dans la société. Le pharmacien occupe, par l'exiguité de sa position, un rang inférieur ; il est fort rarement, quoique très-capable, porté dans les élections, aux fonctions administratives, qui sont les prérogatives des habitants les plus riches, ses inférieurs par l'instruction.

CHAPITRE XXX

De la pharmacie régénérée.

Dans notre travail, nous avons longuement prouvé que la pharmacie ne pouvait être utilement régénérée que par la limitation, la répartition, le tarif légal et quelques autres dispositions accessoires.

La pharmacie, replacée dans des conditions meilleures, prendrait un essor qui serait tout à la fois utile aux intérêts publics et avantageux à la profession.

Le pharmacien serait largement rémunéré par le double privilége que lui donnerait son titre et par la considération sociale qui en serait la conséquence.

L'instruction et la science du pharmacien ne seraient plus méconnues.

La limitation, la répartition et le tarif légal, étant des mesures d'ordre public, auraient pour résultat de faire cesser toutes les concurrences illégales.

Le pharmacien assermenté aurait caractère pour signaler à l'autorité toutes les infractions qui se produiraient en fraude de ses droits professionnels.

La limitation et la répartition permettraient au pharmacien de trouver à céder son officine à des conditions qui assureraient des moyens d'existence à ses vieux jours.

Le tarif officiel détruirait cette fausse idée, que les médicaments sont vendus à des prix arbitraires.

La limitation et la répartition serviraient les interêts du pharmacien qui voudrait faire des réductions sur le prix toujours trop élevé de son loyer. Il n'aurait pas à se placer, comme aujourd'hui, dans le quartier le plus fréquenté de la ville. La pharmacie, désignée au public par un écusson, pourrait être installée soit au premier étage, soit au fond d'une cour.

Les médicaments, moins chers que de nos jours, seraient plus souvent renouvelés, et le chiffre des recettes assez élevé pour permettre au pharmacien de faire face à toutes les charges et de tenir un rang des plus honorables dans la Société.

Le pharmacien, n'ayant plus à compter avec l'exiguité de ses faibles ressources actuelles, continuerait ses études et ses recherches utiles sur tout ce qui se rattache à sa profession. Membre des conseils d'hygiène et du comité de statistique, il occuperait ses loisirs à des travaux conformes à ses goûts et à ses connaissances en géologie, minéralogie, histoire naturelle, etc., etc.

Par sa considération sociale, par son instruction, il rendrait de fréquents services à ses concitoyens dans les fonctions gratuites de l'administration, que sa profession sédentaire lui permettrait de remplir sans dérangement.

Tels sont les vœux que nous exprimons en faveur de l'avenir de la pharmacie. Il suffit, pour en apprécier l'utilité, de comparer l'état passé et présent aux bienfaits que produirait l'exercice de la pharmacie sagement réglementée.

L'Allemagne nous fournit des exemples dignes d'être imités,

Nos confrères du Nord possèdent une instruction supérieure que nous devons envier.

C'est dans les travaux de laboratoire et par l'étude des sciences que les pharmaciens allemands sont parvenus aux découvertes les plus utiles pour les arts et l'industrie. Les noms de ces savants confrères font l'orgueil et la gloire des nations qui, par reconnaissance, érigent des monuments à leur mémoire. Qu'il nous soit permis, en terminant, d'en citer les principaux noms : GLAZER, KLAPPROTH, MARGRAFF, DIESBACH, WENZEL, SCHEETE, BERGMANN, STHAL, LOWITZ, OERSTED, SERTUERNER, LIEBIG, WOLHER et le grand BERZÉLIUS, etc.

La considération scientifique et sociale des pharmaciens allemands est due à la limitation et à la répartition des officines.

Si nous comparons la pharmacie anglaise à la pharmacie allemande, nous trouvons les plus grands contrastes.

Les pharmaciens anglais sont, en généraal, moins instruits que des élèves allemands ou français ayant trois ou quatre ans d'études. Le diplôme s'obtient avec la plus grande facilité. L'on peut en juger par le grand nombre de pharmacies que l'on rencontre à chaque pas en Angleterre.

Elles nous ont paru aussi multipliées que les boutiques d'épiciers en France. Cette multiplication à peu près sans frein et sans règle est évidemment disproportionnée aux besoins de la population. Elle oblige le pharmacien anglais à cumuler, mais ce n'est pas, comme en France, par l'épicerie, la confiserie, etc., qu'il agrandit son commerce; le pharmacien anglais est tout à la fois chirurgien (1), droguiste, chimiste, physicien, parfumeur, marchand de brosses et de tabletterie; la boutique, divisée en deux compartiments séparés par le comptoir, présente d'un côté la pharmacie, et de l'autre une sorte de magasin de bimbeloterie.

Par l'effet de ce trafic commercial, en Angleterre comme en France, la concurrence n'a pas de frein. Cet état de choses réduit à peu de valeur la plupart des fonds de pharmacie.

(1) Le pharmacien qui s'intitule chirurgien se contente de saigner et de vacciner.

CHAPITRE XXXI

De la transformation des pharmaciens en fonctionnaires pnblics.

Dans un précédent travail adressé à Son Excellence le ministre du commerce, nous avons proposé la réforme pharmaceutique par la transformation successive des pharmaciens en fonctionnaires publics.

Nous donnerons un abrégé sommaire de cette idée ; le rapporteur de la loi de germinal concluait à la création de six écoles supérieures de pharmacie pour toute la France.

Les écoles de Paris, Montpellier et Strasbourg formèrent la première organisation ; celles de Lyon, Rennes et Lille devaient être érigées plus tard.

Nous admettrions la formation de six écoles supérieures. A chaque école il serait annexé un laboratoire d'instruction pratique pour les élèves.

Les principaux produits chimiques et pharmaceutiques y seraient préparés pour être répandus dans le commerce par l'entremise des pharmacies centrales.

Dans la circonscription d'une école supérieure, il serait établi un nombre déterminé de pharmacies centrales qui serviraient d'entrepôt aux produits des écoles supérieures et seraient chargées de la préparation des médicaments officinaux. Les pharmacies centrales seraient destinées à l'instruction des élèves stagiaires.

Tous les pharmaciens résidant dans le ressort des pharmacies centrales s'approvisionneraient dans ces établissements, comme cela se pratique pour les tabacs qui, préparés dans les manufactures, sont répartis dans les entrepôts et livrés au public par l'intermédiaire des débitants.

A la fin du temps de stage, les élèves continueraient leurs études dans les écoles supérieures qui délivreraient le diplôme.

Des bourses et demi-bourses seraient accordées aux plus méritants.

Les élèves, parvenus à un certain degré d'instruction, seraient attachés avec des appointements aux pharmacies civiles, à peu près comme le sont les vicaires dans les paroisses et les employés dans les administrations.

L'élève reçu pharmacien serait, comme dans toutes les administrations, nommé à la direction d'une pharmacie dans une petite localité et arriverait successivement, selon ses aptitudes, à des postes plus importants.

C'est ainsi que la pharmacie se recruterait; les élèves feraient un apprentissage uniforme; les études seraient sérieuses; la profession serait abordée par des jeunes gens instruits; la position du pharmacien, n'ayant plus à compter avec l'avenir, présenterait aux titulaires des avantages fort recherchés.

Comment transformer les pharmaciens en fonctionnaires publics.

Cette opération se ferait simplement et sans secousses.

Nous avons calculé que la valeur vénale de toutes les pharmacies de France est de 88,400,000 fr. Nous la porterons, pour mémoire, à 100 millions.

Tout pharmacien en exercice vendrait à l'État son inventaire, son matériel et ses marchandises.

Le vendeur aurait la faculté, pour un temps fixé d'avance, de gérer pour son propre compte la pharmacie ainsi vendue.

Le terme de la livraison arrivé, le montant de la pharmacie serait payé au titulaire, qui devrait représenter tout le matériel porté dans l'inventaire, et la direction de la pharmacie serait alors confiée à un pharmacien, fonctionnaire public qui, par un cautionnement, deviendrait responsable de sa gestion.

Tout pharmacien, en vendant à l'Etat, pourrait devenir fonctionnaire public et s'engager à gérer à ce titre la pharmacie.

Nous comprenons que l'Etat se réserverait, en ce cas, le droit de déplacer le pharmacien et de le forcer à changer de résidence pour lui confier la direction d'une pharmacie dans une autre localité.

La position du pharmacien profiterait à ses intérêts. En outre du capital de sa pharmacie, il serait rémunéré comme fonctionnaire par des honoraires fixes et proportionnels. Ces conditions seraient agréées par le plus grand nombre des pharmaciens en exercice actuel, et, dans un temps qui ne dépasserait pas huit ou dix ans, la pharmacie en France serait exercée au profit de l'Etat.

BUDGETS PHARMACEUTIQUES

RECETTES GÉNÉRALES.

Elles se composeraient : 1° du prix du stage que paieraient les élèves ; 2° du montant du droit de diplôme et autres recettes déterminées.

Nous avons fixé les recettes générales annuelles à 92 millions.

Nous maintiendrons ce chiffre pour balancer nos calculs.

DÉPENSES GÉNÉRALES.

	fr.
1. Intérêts à 5 p. 100 des 100 millions représentant la valeur de toutes les pharmacies, ci...............	5,000,000
2. Achat du matériel et marchandises pour approvisionnement. Nous prendrons un tiers de la recette, représenté par....................................	30,650,000
3. Honoraires et remises aux 6,000 pharmaciens en exercice, à raison d'une moyenne de 5,000 pour chaque titulaire..	30,000,000
4. Frais et entretien des écoles supérieures, 1 million par école..................................	6,000,000
5. Frais et entretien des pharmacies centrales d'instruction. Nous les fixerons à 16, nombre égal à celui des académies ; nous prendrons, pour mémoire, 500,000 francs pour chaque école, soit pour 16.....	8,000,000
Total des dépenses......	79,650,000

Il resterait un excédant de recettes sur les dépenses de près de 13 millions qui servirait à amortir le capital du prix des pharmacies.

En moins de huit ans, l'Etat parviendrait à se libérer; il exploiterait par la suite à son profit, sous forme de monopole, l'industrie pharmaceutique.

Les médicaments, uniformément préparés, ne seraient plus l'objet de déplorablees concurrences.

La profession serait moralisée, tant par la réduction des prix que par l'exactitude du service.

L'Etat viendrait largement en aide à l'assistance publique.

Dans les villes et dans les campagnes, les malheureux seraient secourus dans leurs maladies, et nous n'aurions plus à déplorer ces spectacles affligeants de personnes mortes dans les campagnes sans avoir reçu les secours de la médecine et de la pharmacie.

Les pharmaciens, après un exercice des plus honorables, prendraient leur retraite.

Cette retraite serait assimilée à celles de tous les fonctionnaires publics et formée par les retenues faites sur leurs traitements pendant le temps du service actif.

En terminant notre travail, nous solliciterons l'indulgence de nos lecteurs et de nos confrères, qui voudront bien excuser notre manque de style et ne voir en nous qu'un pharmacien animé du désir de contribuer, après un exercice de plus de trente ans comme pharmacien de deuxième classe, à améliorer notre position générale et à préparer la voie à notre régénération professionnelle.

Nous avons accompli un devoir de conscience en livrant à la publicité l'état précaire et déplorable de la pharmacie. Heureux si nos vœux trouvent quelques échos ! plus heureux si nous pouvons avoir la satisfaction de les voir réalisés.

Méru (Oise), le 15 juin 1863.

FIN.

TABLE DES MATIÈRES

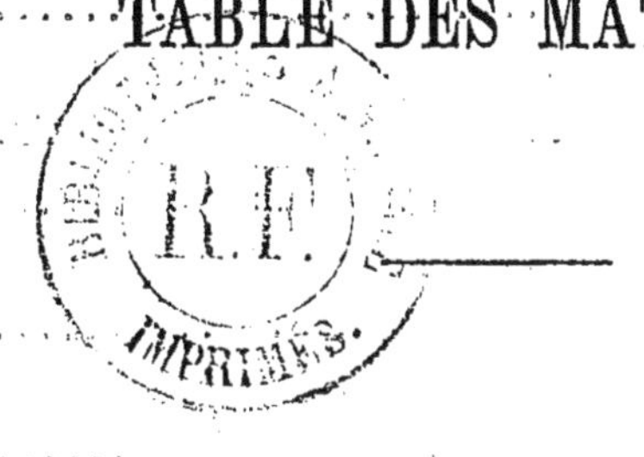

11

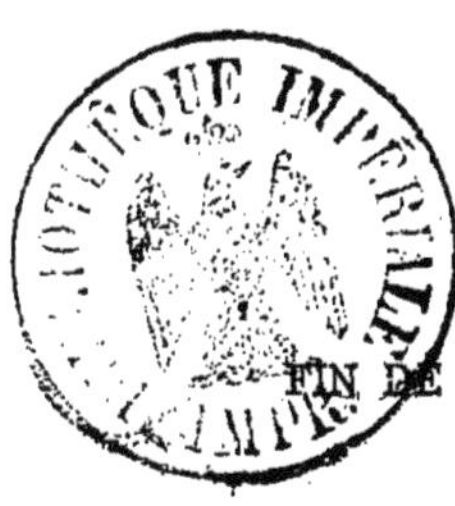

FIN DE LA TABLE DES MATIÈRES.

397. — PARIS. — TYP. H. CARION RUE BONAPARTE 64.

www.ingramcontent.com/pod-product-compliance
Ingram Content Group UK Ltd.
Pitfield, Milton Keynes, MK11 3LW, UK
UKHW020149220726
13923UKWH00001B/435